Divulgación médica y traducción:
El género Información para pacientes

Divulgación médica y traducción:
El género Información para pacientes

Isabel García Izquierdo

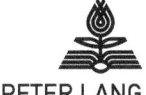

PETER LANG
Bern · Berlin · Bruxelles · Frankfurt am Main · New York · Oxford · Wien

Bibliografische Information Der Deutschen Bibliothek
Die Deutsche Bibliothek verzeichnet diese Publikation in der Deutschen
Nationalbibliografie; detaillierte bibliografische Daten sind im Internet
über ‹http://dnb.ddb.de› abrufbar.

Cover design: Eva Rolli, Peter Lang Bern

ISBN 978-3-03911-698-0

© Peter Lang AG, International Academic Publishers, Bern 2009
Hochfeldstrasse 32, Postfach 746, CH-3000 Bern 9
info@peterlang.com, www.peterlang.com, www.peterlang.net

All rights reserved.
All parts of this publication are protected by copyright.
Any utilisation outside the strict limits of the copyright law, without the
permission of the publisher, is forbidden and liable to prosecution.
This applies in particular to reproductions, translations, microfilming,
and storage and processing in electronic retrieval systems.

Índice

Prólogo 7

Introducción 11

1. Una mirada teórica 15
   1.1. El concepto de género textual....................... 15
   1.2. El género y la comunicación especializada........... 22

2. Algunas cuestiones de método........................... 25
   2.1. Metodología cuantitativa y cualitativa:
        la triangulación metodológica...................... 25
   2.2. Propuesta metodológica 27

3. El género IP/FSP: aspectos comunicativos................ 35
   3.1. Macrogénero....................................... 35
   3.2. Género 36
   3.3. Situación comunicativa 37
        3.3.1. Función 37
        3.3.2. Registro: modo, campo y tenor............... 39
        3.3.3. El sistema de géneros 45

4. El género IP/FSP: cuestiones formales................... 49
   4.1. Sintaxis 51
   4.2. Cohesión gramatical............................... 53
        4.2.1. Frecuencia categorial....................... 53
        4.2.2. Paráfrasis 58
        4.2.3. Uso de la interrogación..................... 59
   4.3. Cohesión léxica................................... 61
        4.3.1. Frecuencia léxica 61
        4.3.2. Colocaciones 66
   4.4. Corrección 79
   4.5. Macroestructura................................... 83

5. Conclusión. 91

Bibliografía. 97

Fuentes del Corpus. 107

Anexo 1. Selección textos corpus 109

Anexo 2. Árbol de géneros médicos Gentt 129

Anexo 3. Transcripción *Focus Group*. 135

Prólogo

No hace mucho tiempo exponíamos en una conferencia[1] que en nuestro país todavía están por despegar los trabajos de investigación –y su difusión en forma de artículos o monografías– dedicados a los diferentes aspectos que tienen que ver con la traducción biosanitaria y el lenguaje de las ciencias de la salud. No es este el momento de entrar en las causas de ese retraso, que pertenecen al pasado y afectan, en general, a toda la investigación sobre comunicación especializada. Miremos hacia el futuro, pues no es menos cierto –y así lo manifestábamos también en esa conferencia–, que en los últimos años tal tipo de investigación ha ido ganando terreno y comenzando a rellenar las grandes lagunas existentes. Efectivamente, como decimos, esos estudios van iniciando su andadura, pero de una manera lenta y dispar, con lo que los escasos resultados que se consiguen ni encuentran continuidad ni logran configurar una estructura coherente que marque las pautas para seguir trabajando. La investigación en este tipo de traducción y de lenguaje –nos referimos al de las ciencias de la salud– no está tan sistematizada como la que se lleva a cabo en otros ámbitos, de entre los que el literario se lleva la palma. Y, aunque ya se ha trabajado mucho sobre algunos aspectos, como puede ser, por ejemplo, lo relacionado con la terminología, todavía es necesario seguir haciéndolo sobre muchos otros, tales como el diseño de objetivos de aprendizaje, que tengan en cuenta las características específicas de la traducción y del lenguaje sanitarios y propongan un marco metodológico donde estos objetivos se puedan cubrir; las funciones de los diferentes tipos de textos científicos, la identificación y caracterización de los mismos, la revisión y la calidad de las traducciones, la legibilidad de los textos divulgativos y un largo etcétera.

1 Publicada con el título "Algunos datos en torno a la investigación sobre traducción médica en España", *Panacea. Boletín de Medicina y Traducción*, 7 (23), 2006: 115-121.

De entre todo eso que falta por hacer, hay un área particularmente olvidada donde se encuadra lo relacionado con la transmisión a los pacientes de la información que tiene que ver con la salud. Por eso nos alegra tanto que el libro que ahora se publica –que viene a sumarse a algún otro de reciente aparición también, como el de Mª Blanca Mayor Serrano sobre la elaboración de folletos destinados a los pacientes–[2] se centre precisamente en esta área en la que trabajar supone un gran esfuerzo, por la falta de asideros que hagan más cómodo el camino. En este sentido hemos de señalar que este libro de García Izquierdo, aunque pionero en su ámbito, no surge de manera aislada, sino que lo hace en el seno del equipo GENTT (Géneros Textuales para la Traducción), dedicado desde hace algunos años al estudio de los géneros textuales presentes en la comunicación especializada, bajo la dirección justamente de la profesora García en la Universitat Jaume I de Castellón. La existencia de este grupo, y la de algunos otros que se van formando con las mismas o parecidas inquietudes, no hace sino corroborar nuestra idea de que las cosas van poco a poco cambiando; lo que debe congratularnos a todos los que sentimos inclinación por cualquiera de las facetas de la comunicación especializada.

En *Divulgación médica y traducción: el género Información para pacientes*, Isabel García analiza los géneros de divulgación médica con el fin de caracterizarlos desde un punto de vista comunicativo. Esta perspectiva es particularmente atractiva en el caso de las ciencias de la salud, si se compara con otros ámbitos, por la particular función social que desempeñan la medicina y su lenguaje. Para llevar a cabo este proyecto ha estudiado diferentes textos, en inglés y en español, obtenidos a través de Internet, pertenecientes al género que ella etiqueta como "Información para pacientes". El recurso a internet para extraer estas muestras constituye una de las claves de este trabajo, que quiere hacerse eco, no sólo de la importancia creciente de la divulgación en general, sino del modo particular como se produce

---

[2] *Cómo elaborar folletos de salud destinados a los pacientes*, Barcelona: Fundación Dr. Esteve, 2007.

la democratización del acceso a la información, tras la irrupción en nuestra vida de la famosa Red.

Se trata en definitiva de un libro oportuno e interesante, avalado por la trayectoria de su autora –buena conocedora de los textos y los géneros de la comunicación especializada, como queda aquí de manifiesto. En él nos ofrece las primeras conclusiones obtenidas con su análisis, que han de ser de utilidad para los traductores especializados, sobre todo los que se enfrenten a textos de divulgación médica. Unas conclusiones que podrán discutirse o matizarse, como sucede en cualquier obra que desbroza el camino para que lo transiten las demás; lo que la hace justamente merecedora de todo nuestro respeto. Agradecemos a la profesora García Izquierdo el esfuerzo volcado en su confección y esperamos sirva como acicate para que otros muchos investigadores se sientan atraídos por esta parcela del saber y nos ayuden a completar nuestro conocimiento de la misma.

Salamanca, de mayo de 2008

BERTHA GUTIÉRREZ RODILLA
Universidad de Salamanca (España)

Introducción

El presente trabajo se inscribe en la investigación del equipo GENTT[1] (*Géneros Textuales para la Traducción*), que dirijo desde el año 2000. La investigación del equipo se fundamenta, desde el punto de vista teórico-nocional, en el concepto de *género textual* (en su doble vertiente formal-comunicativa y socio-profesional) aplicado a los ámbitos de la comunicación especializada (jurídico, técnico y médico –para acotar el vasto campo de la actividad científica), y tiene como finalidad observar las convenciones de los géneros en las diferentes lenguas con las que trabaja el traductor para ofrecer patrones/modelos que puedan servir de guía y de consulta textual, conceptual, lingüística y terminológica, es decir, como *Sistema propio de gestión de conocimientos* (Borja, 2005), tanto para el traductor como para los profesionales de los ámbitos implicados. Metodológicamente, utilizamos herramientas de análisis cuantitativo para los aspectos formales (fundamentalmente las herramientas que proporciona la lingüística de corpus); y herramientas de análisis cualitativo para los aspectos socioprofesionales (en el caso de la presente investigación, el *Focus Group* con profesionales del sector estudiado).

Este estudio se centra, no obstante, en uno de los ámbitos de interés del equipo GENTT: el ámbito médico. La selección del ámbito viene motivada por varias cuestiones: En primer lugar, la necesidad de acometer el análisis de los géneros de divulgación médica, por la escasa atención que han recibido hasta el momento, para realizar su caracterización exhaustiva desde una perspectiva comunicativa, es decir, teniendo en cuenta los factores lingüístico-textuales y contextuales que intervienen en su producción, con el fin de poder ofrecer

---

1 El equipo GENTT ha sido financiado desde el año 2000 en diferentes convocatorias públicas. En estos momentos, y hasta septiembre de 2009, recibe la financiación del Ministerio de Educación y Ciencia y Fondos Feder (HUM2006-05581/FILO).

modelos descriptivos que colaboren en la mejor construcción de los géneros del ámbito. En segundo lugar, una motivación personal, puesto que, en los últimos tiempos, me ha interesado especialmente observar la mayor variación en el grado de especialidad –desde la máxima especialización hasta la divulgación– de los diferentes géneros médicos, no tan evidente en otros ámbitos estudiados (probablemente por el carácter especial del lenguaje de la medicina y su función social, como veremos); y, a su vez, la menor fijación de las convenciones conforme disminuye el nivel de especialización de estos géneros. Y como consecuencia de lo anterior, una motivación académica, con el interés específico de analizar el uso del español, en función del grado de especialidad, tanto en los textos originales como en las traducciones (inglés-español).

Por tanto, se presentan en este trabajo los resultados de una investigación empírico-contrastiva, con un corpus de 32 textos del ámbito médico (16 en español y 16 en inglés), pertenecientes al género *Información para pacientes/Fact Sheet for Patients*. Lógicamente, las limitaciones del corpus por lo que respecta a su representatividad aconsejan tomar las conclusiones con cierta precaución, a manera de indicadores de tendencias que deberán confirmarse en futuros estudios.

El objetivo de la investigación del equipo GENTT es, como hemos visto, el desarrollo de las aplicaciones de la noción de género textual en el ámbito de la traducción especializada. En concreto, como grandes objetivos generales de la investigación podríamos destacar: la elaboración de un corpus digitalizado multilingüe comparable en inglés, alemán, francés, español y catalán de documentos pertenecientes a los ámbitos jurídico, técnico y médico y su posterior etiquetado parcial. Se tratará de un corpus con textos completos originales, lo que le dará, obviamente, un carácter excepcional (dado que la mayoría de corpus especializados existentes se compone de palabras o de fragmentos textuales);[2] y, paralelamente, la reflexión

---

2 En estos momentos, se está procediendo a la revisión formal de dicho corpus, que se encuentra en una Intranet de la Universitat Jaume I, a la espera de resolver determinados problemas de *copyright*, y cuenta con aproximadamente 800 ocurrencias textuales completas.

acerca del concepto de género textual para proponer una definición exhaustiva del mismo y destacar diferentes aspectos relevantes para su aplicación en el ámbito de la traducción (tanto en la docencia, como en la investigación. Véase <www.gentt.uji.es>).

En este contexto general, pues, el objetivo específico de esta investigación está relacionado, por un lado, con la reflexión acerca del concepto de *género textual* en el ámbito médico; pero, más específicamente, con la caracterización exhaustiva del género *Información para pacientes*, en la modalidad en línea, para su tipificación, es decir, el análisis de las particularidades del mismo en las dos lenguas seleccionadas: inglés y español, con el fin de destacar las regularidades/convenciones en ambas lenguas y describir aquellos aspectos que podrían resultar especialmente significativos desde la perspectiva de la traducción. Nos situamos, pues, en la rama de los *estudios descriptivos* en Traductología.

El motivo de la selección de este género es, como he señalado, la escasa atención que ha recibido hasta el momento en el contexto de la investigación en España, como demuestra la práctica inexistencia de trabajos que aborden su caracterización específica (Mayor Serrano, 2005; Montalt y González Davies, 2007) y el interés creciente que un género de divulgación de estas características puede adquirir no sólo por la globalización y la democratización del conocimiento, en general, sino particularmente por la democratización del acceso a la información en Internet, ámbito en el que se inscribe este trabajo.

Ahora bien, dada la amplitud de aspectos que podrían abordarse en una investigación relacionada con un género tan versátil (en formato y función), decidí plantear una serie de hipótesis que ayudasen a acotar en cierto modo la investigación, que podemos resumir del siguiente modo:

1. El *Información para pacientes/Fact Sheet for Patients* es un género de especialización divulgativa que posee un papel informativo derivado de los avances médicos pero que, a diferencia de otros géneros médicos informativos más especializados, tales como el artículo original, presenta menor fijación convencional ya que el método

científico exige en estos últimos una fijación macroestructural y formal IMRAD (*Introduction/Methods/Results and Discussion*) determinada y consensuada por la comunidad internacional que no encontramos necesariamente en los géneros de divulgación.
2. Al tratarse de un género menos convencional, el *Información para pacientes* es más permeable a la cultura que lo acoge, con lo que las diferencias de contexto médico podrían determinar algunas características del género.
3. Por último, al tratarse de un género más "accesible" a la población, podrían darse también diferencias significativas en el aspecto lingüístico, no sólo las derivadas de las diferencias entre los sistemas lingüísticos (español/inglés), sino también de registro (*Variaciones contrastivas*, Posteguillo y Piqué, 2007). A ello habría que unir la posible existencia de textos en español que funcionan como originales pero que, presumiblemente, son traducciones del inglés (dado que la mayor difusión informativa suele proceder de organismos e instituciones relacionadas con la salud que utilizan el inglés como lengua vehicular).

El libro se divide en 5 capítulos. Tras la presente introducción, en el primero de ellos se propone una breve mirada teórica a los conceptos claves que subyacen a la investigación, con especial atención al concepto de *género textual*. El capítulo segundo se centra en la propuesta metodológica que ha guiado la investigación, e incide en la necesidad de reivindicar la llamada "triangulación metodológica". El capítulo tercero aborda el análisis de las particularidades del género *Información para pacientes/Fact Sheet for Patients* desde la perspectiva comunicativa. En el capítulo cuarto se exponen los resultados del análisis de las cuestiones formales relacionadas con el mismo. Y, por último, en el capítulo de conclusiones se valora, a partir de los resultados del análisis, la pertinencia de las hipótesis planteadas al inicio. Completan el trabajo un apartado de bibliografía y tres anexos, dedicados a mostrar una pequeña selección de los textos del corpus; la taxonomía o árbol de géneros propuesta por GENTT para el ámbito médico; y la transcripción del *Focus-Group*, respectivamente.

1. Una mirada teórica

1.1. El concepto de género textual

El concepto de *género textual* ha ido definiéndose a lo largo de la investigación de GENTT, de un modo ecléctico, a partir fundamentalmente de las propuestas de la lingüística funcional sistémica, la teoría del género aplicada a la traducción y la sociología de las profesiones, como enseguida veremos. En concreto, la actual investigación del equipo analiza las vertientes comunicativa y formal de la definición del género, sin entrar de momento en consideraciones cognitivas. Así pues, nuestra investigación se centra, por un lado, en el estudio de los aspectos formales del género, su sistematización y análisis desde la perspectiva de la transacción lingüística; y, por otro, en un análisis de corte más sociológico o socio-profesional, que intenta desarrollar la vertiente comunicativa del concepto e incorporar la visión de los profesionales que trabajan con los géneros estudiados, como ya se ha señalado. Podríamos decir, en este sentido, que combinamos en nuestra investigación los dos acercamientos al estudio del género que hasta el momento se han mostrado más productivos: el de la *Escuela Australiana* (basado en la Lingüística Funcional Sistémica y que presta especial atención a las características lingüísticas, las elecciones léxicas y la organización en secuencias) y el de la *Escuela Norteamericana* (que dirige su atención a la tipificación de la acción retórica, es decir, a las acciones comunicativas reiteradas que la gente realiza, las formas reiteradas con que lo hace y las prácticas interpretativas por medio de las cuales reconocen lo que están haciendo; en otras palabras, cómo la gente utiliza estratégicamente determinadas formas para participar en actividades socialmente organizadas, Bazerman, 1999: 1).

La noción de género comienza a tomar fuerza en el ámbito de la Traductología como noción semiótica, relacionada con el carácter intercultural de la actividad traductora, a partir de los años 70-80 (Bassnett y Lefevere, 1990). Si bien esta noción entrará de la mano de la Escuela funcionalista alemana (Reiss y Vermeer, 1984), a partir del concepto utilizado en la lingüística aplicada, son numerosos los trabajos que han abordado esta cuestión. Sin embargo, y para mi propósito, el único acercamiento traductológico que se centra en el texto, como material con el que trabaja el traductor, es el propuesto por los representantes del *Enfoque Textual*. Se reivindica la traducción como operación textual y se destaca la importancia de los elementos lingüísticos y extralingüísticos, con lo cual se está poniendo el énfasis en elementos que también son utilizados por otros enfoques (por ejemplo, el entorno sociocultural), pero abordando el proceso de comprensión de la actividad traductora a partir de la materia prima utilizada, es decir, el texto mismo.

Entre los representantes de este enfoque, podemos citar a los miembros de la *Escuela de Leipzig* (Neubert y Shreve, por ejemplo); o a autores como Hatim y Mason, M. Baker o W. Koller, quienes centran sus estudios en los elementos textuales y contextuales que acompañan a la producción y posterior traducción del texto. A ello debemos unir los trabajos de Swales (1990) y Bhatia (1998), en el ámbito de la ELE, cuyas conclusiones han sido también, en mi opinión, de gran trascendencia para el avance de la investigación en traducción.

El trabajo de Hatim y Mason (1990) ha sido uno de los que más influencia ha tenido en España. Este trabajo sigue de cerca los estudios de la Lingüística Funcional Sistémica (Martin, 1985). Para Martin (2000: 5) el género debe interpretarse desde una perspectiva semántica, como modelo de significado. Además, en su opinión, podemos estudiar el género a través de diferentes fases de significado, que están llamadas a cumplir una finalidad; y, sobre todo, nos involucramos en los géneros de un modo interactivo con otros. Es decir, desde esta perspectiva, la cultura se interpreta como un sistema de géneros y no existe significado fuera de ellos.

Para Hatim y Mason (1990), pues, el género, siguiendo a los funcionalistas sistémicos y a estudiosos de la comunicación audiovisual

(Kress, 1985) se define como sigue: "Genres are 'conventionalised forms of texts' which reflect the functions and goals involved in a particular social occasions as well as the purposes of the participants in them."

El género se concibe como noción en la que convergen aspectos formales (*conventionalised forms*), aspectos socioculturales (*social occasions*) y aspectos cognitivos (*purposes of the participants*). Esta triple dimensión será de suma importancia para comprender la complejidad de los géneros en las diferentes lenguas y culturas.

En ese mismo sentido, Schäffner (2002: 4), en una definición que se acerca más a la propuesta de GENTT, considera que el género está incluido en actividades comunicativas determinadas sociológicamente. Lo define como "conventional, typical combinations of contextual (situational) or communicative-functional, and structural (gramatical and thematic) features". Y afirma que, en este sentido, los géneros son más relevantes para el traductor que los tipos textuales (porque pueden proporcionar orientaciones sobre la producción de los textos).

En efecto, en I. García Izquierdo (2002) definía el género como "forma convencionalizada de texto que posee una función específica en la cultura en la que se inscribe y refleja un propósito del emisor previsible por parte del receptor". Esta definición, que sigue de cerca como puede observarse la propuesta de Hatim y Mason (1990), permite en mi opinión diferenciar esta categoría claramente de la de *tipo textual*, con la que tantas veces se confunde, que también se referirá a formas convencionalizadas de texto, pero sólo en relación con la estructura lingüística de las mismas y no con su proyección sociocultural, externa (véase a este respecto Castellà, 1995). El género se convierte en una categoría culturalmente específica, a través de la cual es posible observar las diferentes maneras que poseen las lenguas de conceptualizar la realidad (I. García Izquierdo, 1999). Ahondando un poco más en esta perspectiva, Monzó (2001: 82 ss.), siguiendo a Martin, propone que el hecho de que tengamos que observar el género desde una perspectiva cultural, pone de manifiesto que es, en sí mismo, un medio de *socialización* (la figura social del traductor tiene como razón de ser producir un texto discursivo a partir de otro texto discursivo).

En definitiva, como miembros de una comunidad cultural, somos capaces de reconocer la pertenencia de un texto concreto a un género (de un ámbito socio-profesional determinado), a partir de las características de prototipicidad y recurrencia, manifestadas en diversas categorías micro y macroestrucurales. Porque, si bien la caracterización particular de los géneros ha recibido muchas propuestas: Göpferich (1995), Trosborg (1997, 2000), Gamero (2001), Borja (2000), García Izquierdo (2000), etc.; y muchos han afirmado que la clave está en la forma, en la situación comunicativa o en el propósito comunicativo, Trosborg (2000: 15) afirma que es difícil determinar los propósitos de un género y que el análisis debe ser capaz de recoger los múltiples propósitos posibles, tanto los esperables como los menos reconocidos. En general, podemos afirmar que todas las investigaciones insisten en la necesidad de una caracterización multidimensional. Y así es como se plantea el análisis desde la perspectiva de GENTT (véase *infra* ficha análisis). Ahora bien, es importante destacar que la caracterización del género deberá basarse también en fenómenos observables, determinados por la actuación de los usuarios del lenguaje (Monzó, 2002: 105).

Además, como he mostrado en trabajos anteriores (I. García Izquierdo, 2002), los géneros son categorías versátiles y dinámicas (véase también Bhatia, 1998: 27). Y de ahí la dificultad para establecer los límites de los diferentes géneros en las lenguas, especialmente cuando se trata de ámbitos de especialidad, de por sí mucho más complejos de caracterizar. A ello se unen determinadas restricciones, que el traductor deberá conocer, como la dificultad de considerar o no la existencia de géneros transculturales (es decir, totalmente coincidentes en culturas distintas). En opinión de Fowler (1986: 41):

A solution may lie in Wittgensteins's (1953) notion of 'family resemblances', arguing that genres may be regarded as "making up a family whose steps and individual members are related in various ways, without necessarily having any single feature shared in common by all" (Citado por B. Paltridge, 1997: 33).

Una propuesta que resuelve de manera satisfactoria, en mi opinión, la dificultad de delimitación de los géneros, es la planteada por E. Monzó (2002: 141), para quien los géneros podrán ser subdivididos en variantes atendiendo a criterios culturales. Para Harris (1995: 535), "la cultura hace referencia a las formas pautadas de pensar, sentir y comportarse de una población". Con esta afirmación el famoso antropólogo hace referencia a esas *pautas* que marcan el modo de pensar, es decir, el modo de compartimentar y organizar el conocimiento; el modo de sentir que tanto cambia de unas culturas a otras y, por último, el modo de comportarse que nos lleva a actuar de una manera o de otra ante los mismos estímulos. Así pues, en línea con esta concepción de la cultura propuesta por Harris, podríamos decir que el "género" se define como las formas pautadas de pensar, sentir y comportarse de una población a la hora de elaborar y producir sus discursos. Y siguiendo a Monzó (2002), podremos hablar para la traductología de la noción de *transgénero*, como género propio de la traducción, que reúne la triple consideración cultural, cognitiva y discursiva de los géneros, y posee características homogéneas entre los textos pertenecientes a un mismo género y diferencias respecto a los textos originales de la cultura de partida y de llegada a los que se podría considerar análogos (Monzó, 2002: 251).

Por último, y con el fin de acotar las posibles restricciones de las que hablábamos, es necesario introducir el concepto de Sistema de géneros, acuñado por Bazerman (1994) y referido a la existencia de géneros interdependientes, que se manifiestan en determinadas secuencias típicas relacionándose unos con otros y cuyo propósito y forma interactúan. Para Orlinowski y Yates (1998/2002) los *sistemas de géneros* son "important ways of organizing the social, structural, temporal, and spatial dimensions of interaction generally...". En ese sentido, apoyan la idea de Martin de los géneros como estructuras organizativas de la interacción social.

Este concepto nos permite entender las interrelaciones entre determinados géneros (tanto entre géneros de un mismo ámbito –p.e. el género ensayo clínico conlleva la definición de un protocolo, el consentimiento informado de los participantes, los informes previos o intermedios y por último la publicación del resultado en un artículo de investigación–; como entre géneros de ámbitos diferentes –la relación entre un informe pericial y una autopsia; o la relevancia de un Informe médico en un juicio).

Junto con el concepto de sistema de géneros acuñado por Bazerman, encontramos otro bastante similar, acuñado por Bhatia (2004: 59), las *colonias de géneros*, entendidas como "groupings of closely related genres serving broadly similar communicative purposes, but not necessarily all the communicative purposes in cases where they serve more than one". Este término permite validar, además, la etiqueta de macrogénero, de la que enseguida me ocuparé, ya que se concentra en los propósitos comunicativos más que en los ámbitos disciplinarios. Es decir, independientemente del ámbito de especialidad en el que se circunscriba la actividad recogida por el género, existirán colonias de géneros que compartirán un propósito prioritario, como la divulgación, la pedagogía, la prescripción normativa, etc.

En definitiva, es fundamental que en la descripción y caracterización del género consideremos, junto con la *integridad genérica*, que preserva los elementos prototípicos de mismo, las características de flexibilidad, creatividad e innovación junto con los patrones léxico-gramaticales y la organización discursiva (Bhatia, 1999: 21), puesto que los géneros son versátiles y tienen cierta tendencia natural a la variedad (de propósitos o intenciones, de contextos, etc.) (op. cit.: 27).

Así, si al inicio de la investigación en GENTT tomábamos como referencia la definición del género propuesta por B. Hatim e I. Mason (1990), definición que incide de manera evidente en el carácter del género como categoría semiótica, nuestro planteamiento actual amplia esta visión. El genéro es una categoría semiótica, puesto que está claramente relacionado con los iconos o convenciones de las culturas a las que representa, como hemos visto. Pero no es sólo un concepto semiótico. Porque la semiótica incide en el producto acabado y el género, tal cual lo concebimos desde GENTT, no es estático. Es una categoría dinámica e híbrida. Y este carácter cambiante permite, por una parte, explicar la dificultad de clasificación de algunos géneros (aquellos que están menos convencionalizados) y, por otra, nos permite validar clasificaciones abiertas por ámbitos socio-profesionales con finalidad investigadora, que podrán (y deberán) ir actualizándose de acuerdo con la dinamicidad propia de cada ámbito, como acabamos de ver (Véase I. García Izquierdo, 2002).

En función de esta nueva concepción, en I. García Izquierdo (2005a), propongo un nuevo modelo de análisis textual (que utiliza las categorías ya existentes, aunque con una focalización diferente), que defiende que el análisis comienza y termina en el género (véase Hatim, 2001), que se convierte así en el depositario de todos los aspectos de análisis fundamentales para el traductor quien, a partir de este género (interfaz entre el texto origen y el texto meta), producirá un nuevo texto en la lengua meta, que funcionará como si se tratase de un género de aquélla.

El planteamiento propuesto constituye un cambio de perspectiva: trasladamos el foco principal desde la lengua y la cultura como entidades abstractas a la comunicación actual en ámbitos profesionales, es decir, al género, donde la lengua y la cultura juegan un papel de soporte para la consecución de fines comunicativos. Por tanto, una de las principales ideas que subyacen al proyecto GENTT es que los traductores están activamente implicados en los géneros (García Izquierdo y Montalt, 2002).

Es necesario, por tanto, que las taxonomías que se proponen para los diferentes ámbitos de especialidad estudiados se entiendan como propuestas con finalidad explicativa (véase anexo 2), cuya pertinencia ha sido consensuada después de varios años de investigación, pero que no por ello pretenden erigirse en definitivas. Más bien al contrario, esperamos que el devenir de la propia investigación nos permita ir modificando y mejorando esa primera aproximación taxonómica. La finalidad de las propuestas es, pues, dibujar las líneas de conocimiento general y conocimiento experto y las relaciones sociales existentes en cada una de las áreas estudiadas.

1.2. El género y la comunicación especializada

Así definido, el género es una categoría aplicable a cualquier ámbito de comunicación, puesto que es un producto colectivo, resultado de cada circunstancia concreta de comunicación y, por tanto, cualquier forma de texto convencionalizada y determinada culturalmente, independientemente del ámbito (especializado o no) en que se inscriba la comunicación, se podrá considerar un género (I. García Izquierdo et al., 2006). Pero, como acabamos de ver, algunos autores consideran especialmente relevante la noción de género en los ámbitos de la comunicación especializada. Y ello porque existen determinadas variables que determinan la organización de los géneros que sí que son más específicas de ésta. Me refiero fundamentalmente a la disciplina en la que se inscriben, el grado de conceptualización y abstracción y el alcance de la comunicación que plantean.

Hurtado (2001: 491 ss.), afirma:

> [...] para traducir, o para enseñar a traducir, los textos propios de cada ámbito social y profesional, es necesario conocer las normas que los rigen. Esto es sobre todo patente en el caso de los textos especializados (técnicos, científicos, jurídicos, etc.), al tratarse de textos más codificados y estereotipados al tener convenciones muy fijas.

Además, en el caso de los géneros de especialidad (I. García Izquierdo y V. Montalt, 2002), el traductor se presenta como un *outsider*, tanto en los géneros de partida como en los géneros de llegada, puesto que no pertenece a la comunidad profesional particular de que se trate (médicos, juristas, etc.). Por tanto, el traductor tiene que centrar toda su atención en el género como conjunto (no en aspectos específicos como la terminología o los contenidos especializados) y comprender no sólo los hábitos comunicativos, restricciones y posibilidades del género en cuestión, sino también cómo los diferentes géneros interactúan en las lenguas y culturas de partida y de llegada. Este *conocimiento genérico* o *competencia genérica* multilingüe y multicultural no sólo define la experiencia del traductor y su identidad profesional, sino que también es crucial en la práctica para actuar como comunicador interlingüístico e intercultural. Ahora bien, en función de los ámbitos de especialidad de que se trate, el traductor se encontrará, como hemos visto, con restricciones de diverso carácter.

En este contexto, se impone realizar una breve reflexión sobre la especialidad y la divulgación, ya que afecta muy directamente al ámbito que nos ocupa, como enseguida veremos. En I. García Izquierdo (2007) propongo, siguiendo a Schifko (2001), García Palacios (2001) o Lerat (1997), que existe una intersección evidente entre la lengua natural y las llamadas lenguas de especialidad. Y añado:

> En efecto, las lenguas de especialidad comparten con la lengua común gran parte del código y sería imposible reconocer una lengua de especialidad sin conocer previamente la lengua general. Es más, un texto de especialidad no podría construirse sin la utilización de diferentes elementos (gramaticales, morfológicos, léxicos, etc.) de la lengua común (García Izquierdo, 2007: 120).

En este mismo sentido, en I. García Izquierdo (2006a) justificaba que el lenguaje de la medicina presenta características específicas, derivadas de la naturaleza misma de la ciencia que vehicula y del funcionamiento de la sociedad que lo acoge (Díaz Rojo, 2005), que lo convierten en un caso paradigmático de *hibridismo* entre la lengua de especialidad y la lengua común, más evidente que en otras de las llamadas *ciencias experimentales*. Y ello porque el lenguaje médico posee características que, en principio, no se ajustan a las comúnmente aceptadas para las lenguas de especialidad.

En ese sentido se pronuncia B. Gutiérrez (2005), para quien la importancia de conseguir una buena comunicación entre médico y paciente es crucial en la medicina y, por tanto, hay que analizar la interacción entre los *modelos explicativos* que utilizan unos y otros ante un mismo episodio de enfermedad. Así, y a pesar de las diferencias entre estos, para Gutiérrez las posturas no son irreconciliables y a ello ayuda, además, que la construcción popular del conocimiento médico se genera en la llamada *sociedad de la información*, con lo que cualquier persona, especialmente las pertenecientes a categorías socio-profesionales más altas, interpreta sus enfermedades utilizando la información de la que dispone en los medios de comunicación y en los medios de divulgación científicos, con lo que es capaz de describir con mayor detalle sus estados patológicos, si bien en ocasiones lo hace mediante metáforas. No obstante, en opinión de Gutiérrez (2005: 135) estas explicaciones "sufren invariablemente algún proceso de transformación ligado, en ocasiones, a las reformulaciones y mecanismos propios de la divulgación del conocimiento científico". Y así, por ejemplo, las *lipoproteínas de alta densidad* y las de baja densidad se convierten, en boca del profano, en *colesterol bueno* y *colesterol malo*. Para Gutiérrez (2005: 139), pues, la pretensión de que el lenguaje de los profesionales de la medicina está sistematizado y es preciso y neutral, frente la asistematicidad y la subjetividad del lenguaje popular de la medicina, es puro tópico. Y, por tanto, el *hibridismo* del que hablaba en líneas anteriores se hace más evidente.

Este hecho probablemente explicaría también el que sea más difícil tipificar determinados géneros dentro de la especialidad; sobre todo, los divulgativos. Porque, siguiendo a García Palacios (2001), los textos de divulgación científica:

[...] nacen de una necesidad social: el interés cada vez mayor de una gran parte de la sociedad por adquirir una cultura científica, por conocer, aunque sea sólo someramente, lo que los científicos se traen entre manos (2001: 159).

Así, en géneros médicos de carácter divulgativo, podemos encontrar léxico de la lengua común (específico de un grupo de la comunidad cultural en cuestión), paráfrasis pseudos-equivalentes a los términos, términos con definiciones metafóricas, etc., lo que podría, por un lado, en algunos casos, dificultar más que favorecer la comprensión; y, por otro, supondría que estos géneros se alejasen de la pretendida sistematicidad atribuida a la especialidad.

El caso que nos ocupa, el género *Información para pacientes*, es un caso evidente de construcción del conocimiento popular a través de la sociedad de la información, así como un ejemplo claro de hibridismo ya que, a pesar de tratarse de un género de especialidad médica, posee por su función un carácter divulgativo y, por lo tanto, presenta determinadas características que lo alejan de la especialidad, como intentaremos mostrar en este trabajo (Véase también I. García Izquierdo, 2006a).

2. Algunas cuestiones de método

2.1. Metodología cuantitativa y cualitativa: la triangulación metodológica

A la hora de abordar el objeto de estudio podemos utilizar perspectivas metodológicas distintas. Existe consenso en distinguir entre dos grandes tipos de diseños metodológicos: los cuantitativos y los cualitativos. Ambos tipos de diseño tienen sus partidarios y sus detractores. Hay quienes sostienen que los diseños cuantitativos son más rigurosos porque la matemática es el lenguaje de la ciencia, y porque consisten en métodos confiables y objetivos independientes del observador. Los métodos cuantitativos son los que han predominado en la investigación, especialmente en los acercamientos positivistas y empiristas, ya que permiten generalizar los resultados y predecir futuros comportamientos. Sin embargo, y como apunta T. D. Wilson (2000), en ocasiones los métodos cuantitativos proceden al análisis por acumulación de datos y no interpretan los resultados en función del contexto teórico y descriptivo del que partían.

Por otra parte, hay quienes sostienen que los métodos cualitativos son mejores porque "la realidad es cualitativa" y dan mejor cuenta de ella. Los métodos cualitativos tienen como finalidad principal obtener datos del contexto en el que se desarrollan los acontecimientos, es decir, conocer los aspectos subjetivos significativos de la situación concreta estudiada y saber qué piensan sus actores.

Pero, en opinión de Kenneth Howe (1988), cada tipo de diseño tiene sus ventajas y sus desventajas; ninguno de ellos es superior al otro en todos los aspectos y un buen investigador debe saber cuál elegir o cómo combinarlos en cada estudio concreto según los objetivos de su investigación. Y esa combinación de métodos es precisamente la propuesta que se realiza en el presente trabajo, como enseguida veremos.

Desde el punto de vista metodológico, la investigación empírico-descriptiva que he realizado combina los aspectos cuantitativos-deductivos (la observación de los textos y la utilización de las herramientas que proporciona la lingüística de corpus) y los cualitativos-inductivos: para este caso concreto, he utilizado la técnica del *Focus group* como método de análisis de la realidad socio-profesional, a pesar de la existencia de múltiples posibilidades de análisis cualitativo (véase Borja, García Izquierdo y Montalt, e.p.), como enseguida explicaré. De hecho, en opinión de algunos autores, en los estudios sobre la traducción, al utilizar estos métodos cualitativos, los investigadores pretenden incrementar su conocimiento acerca de las intenciones, problemas, estrategias, decisiones y actitudes del traductor. En ese mismo sentido, la utilización del método cualitativo nos permitirá conocer, en la presente investigación, la perspectiva de los profesionales de la medicina respecto al género estudiado lo que, indirectamente, junto con la caracterización lingüístico-textual, nos permitirá ofrecer al traductor algunas claves que le facilitarán la toma de decisiones y le harán decantarse por determinadas estrategias.

Si bien es cierto que en la actualidad existe un predominio de los métodos cuantitativos, en mi opinión es aconsejable la combinación de ambos métodos, ya que nos permite objetivar (y generalizar, en la medida de lo posible)[3] los resultados obtenidos del análisis de las diferentes variables mediante su cuantificación (aproximación cuantitativa); pero también identificar la naturaleza y el sistema de relaciones de una realidad concreta. Siguiendo a Patton (1987), propugno, pues, la pertinencia de la llamada *triangulación metodológica*, es decir, la combinación de diferentes métodos y técnicas de búsqueda informativa con el fin de mostrar de manera más eficaz los comportamientos de la comunidad de práctica estudiada.

---

3   Como señala K. Popper (1995), en la actualidad todavía no se dispone de ningún método capaz de garantizar que la generalización de una hipótesis sea válida, pero sí que podemos aproximarnos a través de las refutaciones particulares.

2.2. Propuesta metodológica

Intentaré, por tanto, en las líneas que siguen, delimitar la propuesta metodológica concreta del presente trabajo a partir del marco metodológico utilizado en la investigación del equipo GENTT.

Así, por lo que respecta al aspecto cuantitativo, este equipo utiliza las aplicaciones que en los últimos años se están desarrollando en el ámbito de la traducción, con el fin de llegar a construir una herramienta de gestión de corpus específica para la traducción: el programa propio de gestión GENTT (Véase <www.gentt.uji.es>). Como se destaca en Borja, García Izquierdo y Montalt, e.p., son muchos los estudios que han destacado la pertinencia y utilidad de estas herramientas para el traductor, tanto desde el punto de vista investigador como desde la perspectiva docente (véanse los trabajos de Baker, 2000 y 2004, Kenny, 2001, Zanettin et al., 2003 o Olohan, 2004, García Izquierdo, 2005a, etc.), especialmente desde su digitalización. Además, como demuestra S. Laviosa (1999), existe una estrecha relación entre los CTS (*Corpus-based Translation Studies*) y los DTS de Toury (*Descriptive Translation Studies*), ámbito en el que, como acabamos de ver, se inscribe en este trabajo, ya que ambos acercamientos son empíricos y los principios que asignan a sus respectivos objetos de estudio proceden de la investigación sistemática y se expresan en términos de reglas probabilísticas, no como normas prescriptivas. En definitiva, para Laviosa las finalidades de ambos acercamientos son compatibles "in many important ways" (1999: 50).

Para esta autora, además (1999: 52), una de las ventajas de la utilización de los CTS radica en su metodología flexible, y en las características de la versatilidad y la comparabilidad. En efecto, las posibilidades que ofrece este tipo de estudios son múltiples. Podemos estudiar la frecuencia de determinadas palabras y contrastarla con estudios de otros corpus; hacer listas lematizadas de palabras, listas de términos que queremos ignorar, analizar los usos contextuales de las palabras, a través de los programas de concordancias (monolingües o bilingües);

las colocaciones, los préstamos en un *género textual* concreto; las redundancias en los textos (dobletes y tripletes); la variación sintáctica o la fraseología específica de un género (glosarios, etc.); la macroestructura característica del género, etc.

Por lo que respecta a la tipología y selección del corpus (véase infra), para la investigación he seleccionado un subcorpus de 32 textos que es comparable (originales en español e inglés), aunque también podría considerarse paralelo (puesto que una parte del corpus está constituido por textos publicados simultáneamente en inglés y español, que podrían considerarse traducciones), especializado (ámbito médico), textual (con textos completos), documentado y anotado. Con la finalidad de obtener resultados homogéneos del género estudiado, y dada la dificultad que conseguir textos editados en papel en hospitales de países extranjeros podía suponer, opté por la selección de los textos representativos del mismo en portales de salud de Internet, tanto españoles,[4] como ingleses (del Reino Unido y de los EE.UU –en este último caso para las propuestas bilingües español-inglés, como veremos).

Los criterios de selección de los portales fueron:

a) Los resultados de estudios de calidad (fiabilidad, transparencia, actualización, etc.) de la información contenida en diferentes web realizados por especialistas de hospitales españoles (Higueras Callejón et al. 2003).
b) Los destinatarios de la información: es decir, portales destinados a informar a la población en general (no dirigidos, por tanto, a especialistas) o portales con información médica para profesionales sanitarios pero con un apartado específico de información para pacientes.

4 Si bien en un principio la selección se realizó tanto en portales de España como de Hispanoamérica, finalmente la constatación de la inexistencia de diferencias de dialecto geográfico en los textos representativos del género –que sí que encontramos, sin embargo, en los textos de portales norteamericanos dirigidos a hispanos– hizo que me decantara por la selección de uno de los portales que presenta mayor grado de fiabilidad informativa en español, y que se publica en España, <http://www.saludalia.com/>.

En concreto, los portales seleccionados fueron:

World Health Organization <http://www.who.int/mediacentre> y Patients Uptodate <http://patients.uptodate.com> para el género en inglés (8 textos)
Saludalia <http://www.saludalia.com> para el género en español (8 textos)
The Hormone Foundation <www.hormone.org> y The Family Doctor <http://familydoctor.org> para los textos bilingües (8+8 textos)

Para la realización del análisis cuantitativo he utilizado diferentes analizadores morfológicos de código abierto (Lynux): tanto el *Tree-Tagger*, que me ha permitido lematizar todos los textos del corpus y extraer frecuencias de utilización de los lemas; como el *Freeling (versión 5.0)*, que me ha permitido asimismo extraer frecuencias de utilización pero del que, sobre todo, he utilizado los diccionarios morfológicos (inglés y español) como corpus de referencia para analizar las ocurrencias de categorías gramaticales y léxicas en el corpus. Por último, el *Wordsmith 4.0*, me ha permitido llevar a cabo el análisis de las colocaciones seleccionadas, como veremos.

Siguiendo a K. Malmkjaer (2003), es fundamental que los corpora sean herramientas de apoyo que puedan utilizarse de manera flexible, en función de las necesidades del usuario. A ello hay que unir, en mi opinión, que las herramientas de corpus nos permiten abordar, como hemos visto, únicamente el análisis de la vertiente formal del género. Es decir, permiten describir exhaustivamente cómo se realiza el género desde el punto de vista verbal, a través de un texto. Pero el género es algo más, ya que también consta de una parte comunicativa y, por tanto, necesitamos de la opinión de los profesionales para saber cómo funciona en la práctica diaria, en el contexto socioprofesional que lo acoge. El equipo GENTT está trabajando en el diseño de encuestas específicas para los profesionales de los ámbitos implicados, relacionadas fundamentalmente con el análisis de sus necesidades y sus expectativas respecto al corpus electrónico multilingüe que les ofreceremos como herramienta de trabajo.

Para el presente trabajo he conjugado asimismo la investigación con corpus con la investigación cualitativa, centrada en el ámbito socioprofesional, para la que he contado con la colaboración de expertos y la ayuda de herramientas de sistematización de la información. En concreto, se ha utilizado la técnica del *Focus Group*, que consiste (Sales, 2007) en la selección de un grupo de sujetos experto del ámbito de investigación, atendiendo exclusivamente a su calidad profesional, sin previo conocimiento de la investigación. Y en la realización de una sesión de intercambio de ideas, a partir de un guión de entrevista diseñado previamente por el investigador que, siguiendo las recomendaciones de los especialistas en metodología cualitativa, no supera las 7/9 preguntas. Además, éstas deben ser lo suficientemente abiertas como para permitir el flujo "espontáneo" de la información (Véase anexo 3).

En concreto, el *Focus Group* se centró en la definición del género médico *Información para pacientes* y su difusión a través de Internet en la comunidad médico-paciente española. La experiencia se llevó a cabo el viernes 22 de junio de 2007, en el Centro de Salud de atención primaria de Burriana (Castellón), con tres médicos de familia implicados directamente en el estudio y preocupados por la difusión de la información médica a los pacientes. Participaron en el *Focus Group*:

a) El responsable de docencia del centro.
b) El coordinador de un proyecto de mediación intercultural (que incluye la traducción de los folletos informativos para pacientes).
c) El coordinador mismo del Centro de Salud.[5]

Por tanto, y de manera esquemática, para la investigación que me ocupa propongo un análisis que toma como punto de partida la ficha diseñada por el equipo GENTT para el análisis de los géneros, en la que se concretan una serie de parámetros que consideramos

---

[5] En el anexo 3 se incluyen las preguntas formuladas para el desarrollo de la sesión, así como la transcripción exacta de los 20 minutos de grabación, que se ha utilizado para extraer las conclusiones.

relevantes para la descripción de éstos, y que han ido definiéndose de un modo particular tras años de reflexión teórica e investigación aplicada (véase también Borja, García Izquierdo y Montalt, e.p.). El análisis que se presenta en las líneas posteriores utilizará, pues, como eje vertebrador, algunos de estos parámetros:

0. MACROGÉNERO (Clasificación GENTT, dinámica/abierta)
1. GÉNERO (Denominación en las lenguas de trabajo)
2. SUBGÉNERO (Si procede)
3. SITUACIÓN COMUNICATIVA (Registro: campo socioprofesional, modo, nivel de formalidad; participantes: emisor(es), destinatario(s); y función)
4. CUESTIONES FORMALES (Cohesión gramatical —conectores, elementos metadiscursivos, colocaciones, deixis, elipsis, etc.— y Cohesión léxica —terminología, fraseología, campos semánticos, etc.—. Incluye aspectos contrastivos)
5. MACROESTRUCTURA
6. RELACIÓN CON OTROS GÉNEROS (*Sistema de géneros*, Bazerman)
7. COMENTARIOS (Referencias bibliográficas, páginas web interesantes, etc.)

Existe consenso en afirmar que una de las características que de un modo más significativo representa a los lenguajes de especialidad es su terminología (Cabré, 2005; García Izquierdo, 2006). Por ello, la mayoría de los estudios sobre géneros médicos —a diferencia del que aquí planteo— han centrado su atención en este aspecto, de modo que "little attention has been paid to other aspects such as semi-technical and non-technical lexis, syntax and discourse structure" (Williams, 2004: 70). Ahora bien, puesto que el objetivo de la presente investigación es mostrar las potencialidades del análisis del género utilizando la combinación de las metodologías cuantitativas y cualitativas explicadas, he considerado oportuno restringir el alcance de la misma. Así, de la ficha de análisis mostrada, esta investigación aborda únicamente:

- los apartados 0 y 1 (estamos frente a un género que no posee subgéneros);
- el apartado 3, que aborda el análisis de la situación comunicativa;

- algunas cuestiones formales del apartado 4, que considero especialmente significativas. En concreto, he seleccionado, por un lado, el análisis de la frecuencia de algunas categorías gramaticales en este género, con la intención de justificar su pertenencia al registro de especialidad (divulgativo). Y, por otro, determinados rasgos representativos (relacionados precisamente con los aspectos que Williams (2004) considera menos estudiados) de la cohesión gramatical y léxica, como enseguida explicaré. Todo ello utilizando la perspectiva del *análisis contrastivo cuantitativo*, que tan buenos resultados ha ofrecido hasta el momento en nuestro ámbito (Chesterman, 1998);
- el apartado 5, de la macroestructura;
- y, por último, la relación con otros géneros, es decir, el sistema de géneros en el que podemos inscribir el género estudiado.

Además, para facilitar la tarea de recuperación de la información por parte del lector, he dividido el análisis de todos estos aspectos en dos de las tres grandes vertientes que se consideran constitutivas de los géneros, a saber, la vertiente comunicativa (capítulo 3) y la vertiente formal (capítulo 4). Dejo para posteriores investigaciones, pues, los aspectos cognitivos representativos de esta categoría.

Mi pretensión es únicamente esbozar las potencialidades que un análisis de las características del que propongo posee. Vaya por delante, pues, que no es éste un trabajo con pretensión de exhaustividad.

Por último, y como síntesis, cabe destacar que los diferentes aspectos del análisis se han completado:

1. a partir de la observación personal (manual) de los textos y el análisis de las fuentes bibliográficas. *Investigación cualitativa*.
2. a partir de la información recopilada en el programa de gestión GENTT (para el etiquetado de la cabecera), y mediante la utilización de programas de gestión de corpus para el análisis del cuerpo de los textos, como el *Wordsmith 4.0* y el *Freeling* (frecuencia de palabras y concordancias) y el *TreeTagger* (lematización). *Investigación cuantitativa*.

3. a partir de las conclusiones obtenidas en el *Focus Group* con 3 profesionales de la medicina, médicos de familia de un Centro de Atención Primaria, quienes me han ayudado a contextualizar el género escogido en el ámbito socio-profesional y, en parte por tanto, a determinar la situación comunicativa. *Investigación cualitativa.*

3. El género IP/FSP: aspectos comunicativos

Una vez delimitados los conceptos básicos de los que parte la investigación, procederé en las líneas que siguen al análisis del género *Información para pacientes* con la metodología escogida para, en el capítulo de conclusiones, realizar la interpretación de los resultados obtenidos.

No obstante, antes de pasar propiamente a realizar el análisis de los aspectos comunicativos, me detendré brevemente en la descripción de las categorías de *macrogénero* y *género*, punto de partida conceptual de la investigación, como hemos visto.

3.1. Macrogénero

Siguiendo la clasificación actual del equipo GENTT[6] podemos afirmar que estamos frente a un género perteneciente al *macrogénero* de *divulgación*. Hay que señalar, sin embargo, que cuando utilizamos la denominación macrogénero no estamos haciendo referencia a una realidad tangible (como puedan serlo el género o el subgénero), sino únicamente a una etiqueta que persigue un fin organizativo y que en ningún caso puede considerarse definitoria de los géneros que se incluyen bajo ella que, como hemos visto, se clasificarán en función de muchos otros parámetros. Por tanto, los macrogéneros son categorías abstractas que intentan organizar el "mapa" de la comunicación escrita en el ámbito en cuestión. En definitiva, se trata de una denominación que nos permite agrupar los géneros de la especialidad

---

6   Esta clasificación está en estos momentos en proceso de revisión ya que hemos advertido que las etiquetas asignadas actualmente a los diferentes macrogéneros de los ámbitos implicados en la investigación de GENTT no siempre responden a criterios homogéneos.

médica en función de los ámbitos de uso particulares dentro de la especialidad y de su finalidad básica.

Así, en el caso que nos ocupa, bajo la etiqueta Macrogénero de divulgación en el ámbito médico encontramos 19 géneros que comparten la función básica de la divulgación en el ámbito de uso particular de relación entre las autoridades sanitarias, en general, y los pacientes (véase anexo 2). Pero cada uno de ellos poseerá funciones específicas y registro y participantes específicos.

3.2. Género

Español
Información para pacientes

Inglés
Fact sheet for patients

Como afirma Bhatia (1998: 29), la versatilidad de los géneros utilizados en los ámbitos profesionales lleva a la existencia de marcos genéricos con distintos niveles de realización (género, subgénero, sub-sub género, etc.). Sin embargo, no es el caso del género que nos ocupa, que posee un único nivel de realización; es decir, carece de subgéneros (si bien presenta diferentes modalidades: escrito, electrónico, etc., como veremos).

Respecto a la denominación del género, hay que apuntar que como resultado de la investigación he observado que existe una tradición mucho más fijada en los países de habla inglesa que en el ámbito hispanohablante. Es decir, en los países anglófonos es un género bastante más institucionalizado. Y ello probablemente porque, como afirman Blanco y Gutiérrez (2002), aunque el grado de alfabetización funcional en salud es inadecuado tanto en los países de habla hispana como en los de habla inglesa, en los primeros el porcentaje de analfabetos funcionales es bastante superior. En el mundo anglosajón el concepto de alfabetización "está directamente relacionado con la educación para la salud y la prevención primaria" (2002: 322).

Esta afirmación viene avalada, efectivamente, por un lado, por la dificultad de encontrar el género bajo la etiqueta unificada "Información para pacientes" en las páginas de Internet, frente a la uniformidad de la denominación *Fact Sheet for patients* en inglés o las menos extendidas, pero reconocidas, *Patient Leaflet* o *Patient Brochure* (Montalt y González Davies, 2007: 62) en las que, en todo caso, la palabra *paciente* en la denominación facilita el reconocimiento del género. De hecho, en los pocos estudios que he podido encontrar acerca de este género en español se alude al mismo con denominaciones que van desde "Folleto de salud" (Mayor Serrano, 2005 estudia el género escrito en formato papel) a "Educación para la Salud" (Blanco y Gutiérrez, 2002) o "Información para pacientes" (Montalt y González Davies, 2007).

Y, por otro, y sobre todo, por la opinión mostrada por los profesionales en el *Focus-group* (véase anexo 3), para quienes podríamos hablar de "folleto informativo", "educación para la salud" o "folleto divulgativo", denominaciones en las que, como puede apreciarse, no aparece en ningún caso el destinatario de la información.

3.3. Situación comunicativa

Una vez delimitados los conceptos de *macrogénero* y *género*, me centraré en la descripción de la situación comunicativa característica del género seleccionado, a partir del análisis de su función, el registro que lo vehicula y el sistema de géneros en que se inscribe.

3.3.1. Función

El género Información para pacientes pertenece a los llamados por Wright (1999: 85) "textos funcionales", ya que su objetivo comunicativo es dar apoyo al lector en la tarea de tomar decisiones o seguir procedimientos. Por lo tanto, estos textos, a diferencia de otros, tienen como particularidad que no cumplirán su función sólo con que el lector encuentre y comprenda la información; se necesitará además que esa comprensión se traslade a la toma de decisiones y, para ello, el papel del redactor, del *cómo* se diga, es fundamental (1999: 95) –volveré sobre ello al tratar las cuestiones formales.

Para Mayor Serrano (2005: 133) su función es "transmitir a los destinatarios informaciones de carácter médico, dar recomendaciones para la prevención de enfermedades y para la actuación ante estados de convalecencia e intentar, en cierto modo, influir en la conducta del receptor por medio del mensaje que se le envía".

En ese mismo sentido, Montalt y González Davies (2007: 62) opinan que su principal función es proporcionar a los pacientes información relevante sobre una enfermedad o condición (síntomas, causas, tratamiento, etc.) particular, así como sobre alguna medicina o procedimiento diagnóstico.

Ahora bien, como se deriva de los resultados del *Focus-group*, la función de este género es servir como complemento a la comunicación entre médico y paciente y nunca ser un sustituto de ésta. Para los especialistas consultados, su función básica es la informativa, ya que aportan información sobre aspectos de salud, pero generalmente para personas que están mínimamente familiarizadas con el tema de que se trate. En su opinión (véase anexo 3), generalmente, para la gente que no tiene nociones básicas de salud muchas de estas cosas no son comprensibles. Por tanto, el género sirve de apoyo informativo en soporte papel o informático para personas con determinados problemas, es decir, representa una ampliación de lo que el médico le explica en la consulta (o así consideran que debería ser).

Como afirman Blanco y Gutiérrez (2002), en los últimos años ha aumentado notablemente el interés por la información sobre la salud en Internet, lo que se ha traducido en el aumento del número de portales dedicados a ello. Sin embargo, queda por determinar si el aumento de la información en Internet ha sido proporcional a la "alfabetización en salud" (*health literacy*) y la legibilidad (*readability*) de las páginas.

En efecto, como veíamos, hay consenso en afirmar que el grado de alfabetización en cuestiones de salud todavía no es el adecuado. A pesar de ello, en algunos estudios se constata (p.e. Blanco y Gutiérrez, 2002) que el grado de alfabetización en los países anglófonos es mayor, debido a un interés específico tradicional de los gobiernos en la educación para la salud y la prevención primaria. Así, como resultado del *Focus-group* (anexo 3), deduje que, en opinión de los especialistas españoles, efectivamente la utilización de este tipo de información no está generalizada, sino que la utiliza más bien gente de un nivel cultural medio-alto, que consulta Internet para aportar temas de discusión al médico. Ahora bien, en su opinión, la explicación podría venir, bien por la escasa atención que las cuestiones de salud suscitan en Internet (muchos usuarios no saben que existe este tipo de páginas y "mucha gente maneja Internet pero a lo mejor mucha gente no lo usa en páginas de salud"); bien por una cuestión de nivel de acceso general a la red (es decir, el manejo de las herramientas informáticas no está tan generalizado en España). Es decir, para los especialistas, es un problema de educación, cultural.

3.3.2. Registro: modo, campo y tenor

Respecto al modo del discurso, ya he apuntado que el corpus seleccionado esta extraído de páginas de salud de Internet, que poco a poco se va introduciendo como medio de comunicación escrita de información en salud alternativo a los tradicionales. Para Posteguillo y Piqué (2007: 171), los géneros médicos son versátiles y dinámicos y en esta misma línea se sitúan los llamados "géneros cibernéticos" que, en su opinión, en muchos casos no son más que evoluciones de géneros ya establecidos que encuentran un nuevo espacio en la red. Una vez instalados en la red, puede ocurrir que se conviertan en *géneros digitales replicados en la red* (Shepherd y Watters, 1998, citado en Posteguillo y Piqué, 2007); o que vayan evolucionando hasta convertirse en *géneros digitales nuevos emergentes*. Y esta duplicidad la encontramos perfectamente manifestada en el género Información para pacientes en la red.

En efecto, del análisis del corpus se deriva una diferencia significativa entre el formato digital de la mayoría de los textos bilingües (1.1 a 1.8ES/1.1 a 1.8EN) y el formato de los textos de las páginas en español (2.1 a 2.8ES) y en inglés (2.2 a 2.9EN). Así, si los primeros responden a una evolución característica del género escrito y, por tanto, se pueden considerar *géneros digitales replicados en la red*, puesto que no presentan ningún tipo de rasgo característico de las páginas web (directorios, enlaces, publicidad, canales, servicios, etc.); los extraídos de las páginas en inglés y en español son claramente *géneros digitales emergentes*, puesto que presentan la información que tradicionalmente se había divulgado en papel en un formato mucho más dinámico, con todas las características de cualquier página web en la red, como veremos al hablar de la macroestructura.

Por lo que respecta al campo socioprofesional y los participantes en el acto de comunicación, el redactor/emisor del género "Información para pacientes" es, normalmente, un profesional de la medicina, si bien se redacta de modo que "patients and their relatives can understand the context of the text" (Montalt y González Davies, 2007: 62). El origen de esta información procede, en opinión de estos autores, de fuentes de investigación médica autorizadas e incluso, en ocasiones, puede tratarse de reelaboraciones de textos previos pertenecientes a géneros más especializados.

Así, todas las páginas web seleccionadas para nuestra investigación: <who.int>, <patients.uptodate.com>, <saludalia.com>, <hormone.org> y <familydoctor.org>, o bien poseen el aval de diferentes organizaciones médicas, lo que garantiza que la redacción está llevada a cabo y al menos supervisada por profesionales; o bien incluyen información que va firmada por profesionales médicos de diferentes instituciones de salud. Así, <who.int> es la página oficial de la *World Health Organization*; <patients.uptodate.com> cuenta con el apoyo de 6 asociaciones americanas, entre las que destaca la *Society of General Internal Medicine* y además todas las informaciones de la página llevan la firma de facultativos; <familydoctor.org> de la *American Academy of Family Physicians*; <hormone.org> de la *The Hormone Foundation*, la filial de enseñanza pública de la *Sociedad de Endocrinología Americana*; y Saludalia incluye el nombre y filiación del profesional médico que redacta cada uno de los artículos. Este aval de los profesionales se confirma también en los resultados del *Focus-group*, cuando uno de sus participantes afirma:

> De todas maneras, nosotros tenemos en [Asociación X] un grupo de 20 páginas [web] que el grupo de la Sociedad Valenciana de Medicina de familia aprobó. Yo estuve en el Comité Editorial y lo repasamos bien y se repartió la propuesta para hacer grupos de trabajo diferente y se prepararon hojas sobre sobre la gripe, sobre cómo dormir, etc.

Respecto al receptor de la información, en todos los casos la información va dirigida a los pacientes, bien directamente (en la mayoría de los casos, aunque siempre con la advertencia de que es imprescindible consultar a un especialista, vid. infra), bien a través del médico. Es el caso de <Hormone.org>, donde encontramos la siguiente advertencia:

> La Fundación de Hormonas, la filial de enseñanza pública de la Sociedad de Endocrinología (<www.endo-society.org>), sirve de recurso para promover la prevención, tratamiento y cura de condiciones hormonales. Esta página puede ser reproducida para fines no comerciales por los profesionales e instructores médicos que deseen compartirla con sus pacientes y estudiantes.

En los demás casos, la información está disponible directamente para cualquier paciente que desee consultarla. Ahora bien, en consonancia con la afirmación de Montalt y González Davies acerca de que se intenta que los pacientes y sus familiares entiendan el contexto del texto, la mayoría de estas páginas –como ya hemos señalado al hablar de la función– pretende complementar, que no suplir, la información dada por el médico y hay que entenderlas, por tanto, sólo como un apoyo para la comprensión de dicho contexto. De ahí que, en algunas de ellas, encontremos mensajes explícitos que apuntan en esta dirección. P.e. en *Uptodate* aparece, al final de los textos, el siguiente párrafo:

> Your healthprovider is the best source of information for questions and concerns related to your medical problem. Because no two patients are exactly alike and recommendations can vary from one person to another, it is important to seek guidance from a provider who is familiar with your individual situation.

O en <Familydoctor.org> leemos:

> This article provides a general overview on this Topic and may not apply to everyone. To find out if this article applies to you and to get more information on this subject, talk to your family doctor.

Lo que nos ayuda a confirmar, por un lado, la opinión de los especialistas que participaron en el *Focus-group* respecto a la función de este género (información complementaria a la del médico); y, por otro, y sobre todo, a justificar el nivel de formalidad de los textos seleccionados para el género. Así, si bien estamos frente a textos de divulgación (como enseguida mostraremos a través de diferentes características formales), el nivel de formalidad es medio-alto, a pesar de la existencia de paráfrasis explicativas. Veamos dos ejemplos:

> [1] 2.2 ES
> Por lo general le pedirá una analítica de sangre completa con marcadores hormonales, hepáticos y renales, una ecografía y un seminograma.

> [2] 2.5. EN
> In order to determine the cause of the dysfunction, a healthcare provider will take a sexual history, perform a physical examination, and order blood tests to determine if conditions such as diabetes mellitus or testosterone deficiency are contributing to the patient's sexual problems.

Con lo que el grado de accesibilidad del público, siguiendo la opinión de los especialistas del *Focus-group*, es limitado y sólo accederán a la información en condiciones aceptables aquellos que posean determinado nivel formativo. En sus propias palabras:

> 2. E. Pero ¿a qué tipo de público pensáis que va dirigido, en qué situaciones se utiliza?
> C. Yo diría que, más que educación para la salud, yo creo que es meramente informativo.
> A. Generalmente, este tipo de documentos y otros como éste aportan información sobre aspectos de salud, pero generalmente para personas que están algo en contacto con el tema. Porque para la gente que no tiene nociones básicas de salud muchas de estas cosas no son comprensibles.

3. En España, y por vuestro conocimiento del ámbito socioprofesional, ¿pensáis que es habitual que la gente acuda a este tipo de información, o es más habitual, por ejemplo, otro formato: folletos, dípticos, etc.?
B. Acude a esta información el que tiene determinados problemas. [...] Es decir, no generalizado sino más bien de gente de un nivel cultural medio-alto, que sí que han consultado con Internet y te han aportado temas de discusión.
A. Pero cuando decimos si la gente consulta..., porque esto de las consultas ¿lo planteamos desde el punto de vista profesional o desde el punto de vista del usuario?
E. Del usuario, de usuario, del paciente.
A. Pues yo creo que se consulta, pero un gran porcentaje no, no es una cuestión muy extendida. Quizás por lo que dice B, porque es una cuestión más reservada a lo mejor a...
B. A problemas específicos.
A. Sí, y a gente que tiene determinadas capacidades, quizás. Mucha gente maneja Internet pero a lo mejor mucha gente no lo usa en páginas de salud.
C. Y además, a nivel de usuarios nuestros, que suelen ser pacientes de mediana edad para arriba, el tema de Internet todavía no está tan extendido como para que lleguen a esto o para que incluso sepan que existe.

A lo que añaden:

La gente tiene que tener acceso a la información, la información no se puede limitar, esto no es privativo nuestro. Simplemente, se tendría que hacer que estas páginas tendieran más a cuestiones educativas y no tanto a los aspectos técnicos. Lo que le da grandilocuencia a la medicina son las cuestiones técnicas. Sólo aspectos educativos, más que el impacto de datos y cuestiones que, para eso, están los profesionales.

En general, algunos análisis realizados a géneros de información para pacientes revelan deficiencias tanto en la forma como en el contenido. Así, por lo que respecta a la legibilidad de la información para público no profesional, a pesar de que algunos autores (Montalt y González Davies, 2007) afirman que este género se debe redactar de modo que el paciente lo entienda y de un modo conciso, como hemos visto, hay consenso en afirmar que la información disponible en Internet no es la adecuada, ya que los documentos presentan, en general un nivel excesivamente elevado.

Esta opinión se ve reforzada en el trabajo de Blanco y Gutiérrez (2002: 322), para quienes junto con las mejoras realizadas en las páginas web de información médica relacionadas con los contenidos, la calidad de la información o la identificación de la autoría de los documentos otros conceptos, como la "alfabetización en salud" (*Health literacy*) y la legibilidad (*readability*) de los documentos de Internet, especialmente los dirigidos a los consumidores y población general, todavía no se han abordado adecuadamente.

Así, tras realizar un estudio de la legibilidad en una selección de 112 documentos de páginas web con información médica en español (la mayoría publicadas en América o el Reino Unido para pacientes hispanos y España), llegan a la conclusión de que la legibilidad de estas páginas para el público general, no profesional, no es la adecuada. Los criterios utilizados para el análisis son, entre otros, la dificultad de las palabras utilizadas, el grado de simplicidad de las frases, algunas características del texto, inclusión o no de imágenes y dibujos que ilustren el contenido, etc. Y en general se deduce del análisis que la complejidad de los textos es mayor de lo que sería deseable.

En efecto, en ocasiones el nivel de formalidad es más alto de lo esperable (hablaremos de ello más adelante), e incluso se utiliza pretendidamente un estilo plural e impersonal, mediante la redacción de los textos en 3ª persona:

> los usuarios deben...; el número de parejas con problemas está aumentando; ¿qué pruebas nos pedirá el urólogo?; la mayoría de los pacientes...; many men have believed that...; the clinician may ask the patient...; the male and female partner are evaluated...etc.

Sin embargo, en ocasiones también encontramos, en algunas páginas, la utilización de determinados elementos gramaticales, como los pronombres personales y posesivos, que pretenden un acercamiento al lector:

> Your doctor can work with you to calculate your risk...;
> If you have symptoms of Cushing's syndrome, see you doctor to determinate the cause;
> Si usted está usando esteroides anabólicos sin receta médica, pare, etc.

Y, sobre todo, como veremos en el capítulo 4, las interrogaciones de apelación directa al lector y las paráfrasis, que ayudan a rebajar el nivel de formalidad y convierten al género, en mi opinión, en ejemplar de divulgación y no de difusión científica especializada, a pesar de las críticas apuntadas al nivel de legibilidad, con las que coincido y que intentaré justificar en el análisis.

3.3.3. El sistema de géneros

Un último aspecto que debemos considerar en la caracterización de los aspectos comunicativos del género Información para pacientes es el llamado *sistema de géneros* (Bazerman, 1994) en que se inscribe. Recordemos que para este autor el concepto se refiere a la existencia de géneros interdependientes, que se manifiestan en determinadas secuencias típicas relacionándose unos con otros y cuyo propósito y forma interactúan.

Ya hemos visto en líneas superiores que el género Información para pacientes formaría parte de los llamados macrogéneros divulgativos, lo que garantiza que existe una *colonia de géneros* (Bhatia, 2004) que comparte un primer propósito comunicativo común y que supera la realidad disciplinaria (Aragonés, 2008: 180), puesto que los géneros de una misma colonia no tienen por qué afiliarse a la misma disciplina. Es decir, podemos considerar, con Bhatia (2004: 58), que los géneros pueden integrarse en un conjunto de géneros –la colonia– que es una categoría general, más amplia y que se suele relacionar con los aspectos contextuales.

Sin embargo, la existencia de propósitos comunicativos específicos (y que interactúan) lleva a la necesidad de agrupar los géneros que una comunidad particular de especialistas utiliza en una secuencia interrelacionada. Surge así la necesidad de delimitar, junto con la colonia de géneros, el sistema de géneros en que se inscribe un género concreto ya que, siguiendo a Bhatia (2004: 53), estos constituyen "very useful tool for investigating intertextually and interdiscursively related genres embedded within a specific professional activity". Más concretamente, afirma:

> The genres comprising a set are individually distinct, but at the same time intertextually linked. The texts from a particular *genre set* also display typical patterns found in similarly produced texts by other fellow professionals in the same field. This rather limited set of generic texts resulting from a narrowly defined professional activity represents the participation of only one side of the professional output.

En efecto, en este mismo sentido, V. Montalt y M. González Davies (2007: 55ss.), destacan la existencia de relaciones entre los diferentes textos en la comunicación escrita. Así, introducen dos conceptos:

– La intertextualidad funcional: porque existen textos que hablan de los mismos temas pero pueden tener funciones distintas.
– La intertextualidad genérica: que se da entre textos que comparten la misma función y las mismas características formales.

Ahora bien, siguiendo a Vihla (1999: 128), reconocen que: "Genres are dependent on each other as far as communication is concerned because each of them covers specific needs of writers and readers" (Montalt y González Davies, 2007: 57).

Y es esta dependencia la que justifica precisamente la existencia de un sistema de géneros.

Para el caso que nos ocupa, podemos partir de la propuesta de jerarquía funcional de los géneros médicos que propone Vihla (1999: 128; reproducido en Montalt y González Davies, 2007: 56):

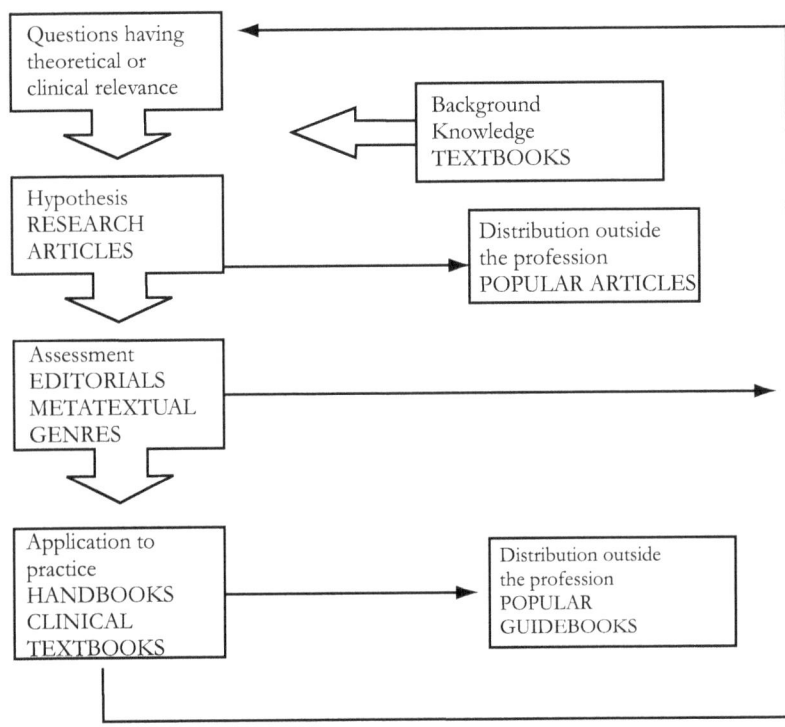

Figura 1. Jerarquía funcional de los géneros médicos (Vihla, 1999: 128).

Teniendo en cuenta esta propuesta, el sistema de géneros en el que se inscribiría el género *Información para pacientes*, que estudiamos, sería aquel que interrelaciona los géneros que poseen la función de distribuir el conocimiento fuera de la profesión. Así, aunque en la propuesta de Vihla sólo aparecen en este contexto guías y artículos divulgativos, es obvio que la función del género que estamos analizando es similar a la de estos ejemplos. Junto con ellos, pues, y siguiendo la propuesta de caracterización del árbol de GENTT (véase anexo 2), incluiríamos en este sistema otros géneros como las características del producto para pacientes, el comunicado de prensa, el folleto informativo, las preguntas más frecuentes (FAQ) o el resumen para pacientes, entre otros.

Ahora bien, una vez caracterizada la intertextualidad genérica, habría que considerar también la intertextualidad funcional, puesto que existen géneros en el ámbito de especialidad que hablan de cuestiones similares pero con una finalidad claramente diferenciada, puesto que su nivel de formalidad y el público al que van dirigidos es claramente diferente: me refiero a los géneros que en el árbol GENTT aparecen tipificados como *publicitarios* (catálogo de productos, anuncio para pacientes, publirreportaje, etc.) y de *investigación* (artículo original, caso clínico, editorial científico, original breve, etc.).

Así considerado, pues, el género *Información para pacientes* sería un género derivado, por un lado, de la investigación médica, plasmada en los artículos de investigación; y, por otro, de la aplicación de dicha investigación a la práctica. Y tendría también cierta relación con alguno de los géneros que se incluyen en la colonia de los géneros publicitarios (si bien, en este caso, no podríamos hablar de interdependencia, sino más bien de intertextualidad). Es decir, el sistema de géneros estaría constituido por un continuum que comenzaría por los géneros de investigación de especialidad y derivaría en los géneros de divulgación de dicha investigación, que no podrían existir sin la existencia previa de los otros.

4. El género IP/FSP: cuestiones formales

Por lo que respecta a las cuestiones formales, como hemos visto, son muchos los aspectos que podríamos abordar desde el punto de vista microlingüístico, relacionados con la cohesión léxica (campos semánticos, recurrencias, terminología, fraseología, etc.) y la cohesión gramatical (sintaxis, conectores, colocaciones, deixis, elipsis, etc.), en sentido amplio.

En general podemos afirmar que en este tipo de géneros las características de presentación visual son a menudo determinantes del éxito de la comunicación. En concreto, el redactor de estos textos debería tener en cuenta el concepto de *usabilidad*, considerando las expectativas de la audiencia prevista (véase Wright, 1999) y teniendo en cuenta factores como la diversidad étnica, los grupos culturales, etc.

Wright (1999: 90) afirma que es importante utilizar determinadas técnicas que faciliten la lectura. Así, más allá de la utilización de imágenes, recomienda la utilización de titulares y la delimitación visual de los diferentes tipos de información. En el aspecto gramatical, en su opinión es adecuada la utilización de "palabras personales" o expresiones que muestren un cierto "interés humano".

También Montalt y González Davies (2007: 62) destacan la necesidad de marcar las diferentes secciones del texto con titulares que expresen los aspectos más relevantes de la enfermedad. Y hacerlo de un modo jerárquico, comenzando por los aspectos más básicos, como la definición de la enfermedad y sus causas, y siguiendo con los resultados de las últimas investigaciones, por ejemplo (lo veremos con mayor detalle en el apartado de macroestructura). Por lo que respecta a la terminología, este género se caracteriza, en opinión de estos autores, por la utilización de explicaciones o paráfrasis junto a los términos médicos.

Para Mayor Serrano (2005: 134 ss.), los aspectos más relevantes del análisis microlingüístico del género se concentran en los marcadores discursivos y la utilización de interrogaciones (especialmente en los títulos) como medio para involucrar al lector. Asimismo, al igual que Montalt y González Davies, destaca la utilización de determinados elementos metacomunicativos, como la explicación o la paráfrasis en las definiciones, como medio para facilitar la comprensión. En todo caso, esta autora afirma, tras realizar un análisis contrastivo inglés-español, que existen diferencias interlingüísticas dignas de ser tenidas en cuenta.

Para el propósito concreto de la presente investigación, como ya he apuntado, seleccionaré:

a) algunos aspectos generales de sintaxis y frecuencia de palabras en ambas lenguas.
b) determinados aspectos relacionados con la cohesión gramatical, en especial, la utilización de los citados elementos metadiscursivos: la interrogación y el uso de paráfrasis en las definiciones.
c) aspectos relacionados con la cohesión léxica: en concreto, un aspecto especialmente significativo para el ámbito que nos ocupa, como es la utilización de *léxico especializado banalizado* (Gutiérrez Rodilla, 1998) relacionado con los participantes, el proceso y el producto implicados en el género; y, más concretamente, el funcionamiento de dichos ítems léxicos en las colocaciones. En este sentido, si bien la colocación se ha considerado tradicionalmente un fenómeno de cohesión gramatical, como afirma Gledhill (2000: 77):

> The analysis of grammatical collocation has demonstrated that the boundary between grammatical and lexical items is a relative one. Sinclair and other corpus linguists have long argued that linguistic behaviour in not openly accesible to introspection and can only be properly examine on the basis of authentic text analysis.

Y un poco más adelante (2000: 78) añade:

> Grammatical items are the starting point, but grammatical collocation is not just simply about the grammatical items themselves. The theory of lexicogrammar implies that grammatical items are simply consistent elements in longer-range fundamental phraseology.

Por tanto, en virtud de esta estrecha relación entre lo léxico y lo gramatical consideraré los lexemas seleccionados y sus colocaciones típicas en el apartado de la cohesión léxica; además, estoy en completo acuerdo con Gledhill (2000: 205) cuando afirma que el análisis de los patrones colocacionales puede proporcionar un útil estadio de análisis intermedio entre los niveles macro y microestructurales de la descripción lingüística.

4.1. Sintaxis

En general, podemos afirmar que la sintaxis de los textos seleccionados para representar el género en el corpus es compleja, con utilización de subordinación abundante; si bien la utilización de titulares, gráficos, fotografías y dibujos, el estilo telegráfico –en algunos casos–, la adjetivación, el uso escaso de conectores complejos y la utilización de verbos claramente relacionados con la estructura retórica –además de los verbos auxiliares y modales, que enseguida abordaremos–, otorgan a los textos un mayor dinamismo comunicativo. Volveré sobre la utilización de titulares al realizar el análisis de la macroestructura.

En los siguientes ejemplos podemos observar la utilización del estilo telegráfico y la adjetivación abundante.[7]

[3] 2.1ES
Los principales efectos adversos del uso de esteroides anabolizantes incluyen:
– Tumores hepáticos
– Ictericia (pigmentación amarillenta de la piel...)
– Retención de líquidos e hipertensión arterial
– Acné
– Temblor

---

7   Respecto a la utilización de conectores, veremos de inmediato, al hablar de la frecuencia de algunas categorías gramaticales, el predominio de conectores simples (y, que, o / *and, or, that*).

[4] 2.2 ES
En función del volumen seminal en el análisis:
Alto: hiperespermia
Bajo: hipoespermia
Ausencia: aspermia
[5] 2.3 ES
En la corteza se distinguen tres partes:
Glomerular: produce mineralcorticoides
Fascicular: productora de glucocorticoides
Reticular: produce hormonas sexuales
[6] 2.5 EN
Sexual problems in men include:
– An inability to acquire or maintain an erection satisfactory for sexual intercourse
– A lack of interest in sex
– Premature ejaculation
– Delayed or inhibited ejaculation
[7] 2.6 EN
These components are:
– Biology
– Psychology
– Sociocultural influences
– Interpersonal relationships
[8] 2.3 ES
La secreción ectópica de CRH es extraordinariamente rara, la mayoría de casos es secundaria a tumores carcinoides bronquiales.
[9] 2.6 ES
En personas con enfermedades autoinmunes pueden dares resultados falsamente positivos.
[10] 2.5 EN
Fortunately, modern medicine and changing attitudes have debunked this myth.
[11] 2.3 EN
The most important causes of Herat disease and stroke are unhealthy diet, physical inactivity and tobacco use. These are called "modifiable risk factors".

4.2. Cohesión gramatical

4.2.1. Frecuencia categorial

Del análisis de frecuencias realizado mediante las herramientas del *TreeTagger* y el *Wordsmith 4.0* en los 16 textos en español (12.973 formas) y los 16 textos en inglés (19.432 formas) se deduce que las categorías más frecuentes son, como era esperable, las llamadas *palabras gramaticales*, es decir, aquellas que ayudan a estructurar el texto, más que a darle un significado concreto. He seleccionado únicamente las preposiciones, conjunciones y adverbios,[8] que pueden dar una buena muestra del funcionamiento de este tipo de lexemas en el corpus. Junto con éstas es significativa la presencia de verbos auxiliares y modales.

En el análisis he comprobado la frecuencia de preposiciones, conjunciones y adverbios habituales en el registro general formal de la lengua para analizar comparativamente su uso con el corpus seleccionado. El interés de estos ítems gramaticales viene dado, más allá de su frecuencia concreta, que enseguida analizaré contrastivamente, por el hecho de que en ocasiones pueden convertirse en indicadores de unidades fraseológicas o colocaciones (Gledhill, 2000: 103).

Por lo que respecta al análisis, en la primera columna aparece, junto con la categoría gramatical de que se trate, el *rango* o lugar de aparición que ocupa en el corpus por su frecuencia. A continuación, aparecen la frecuencia absoluta y la relativa del lexema en nuestro

8 En este sentido, hay que recordar la diferencia entre los adverbios que forman parte de sistemas cerrados y aquellos que forman parte de sistemas abiertos, como los adverbios en –mente, que pueden considerarse *palabras léxicas*. Obviaré, pues, el análisis de estos últimos. Además, tampoco se analizan los resultados obtenidos respecto al artículo determinado e indeterminado porque las diferencias entre los sistemas lingüísticos estudiados hace difícil la comparación, más allá de la obvia preponderancia en ambos corpus del artículo determinado (El/la/los/las vs. *The*). No he considerado asimismo el análisis de otros determinantes y los pronombres por su complejidad a la hora de evaluar su frecuencia como lemas en el corpus.

propio corpus; y en la segunda columna aparece la frecuencia de aparición del mismo en los Diccionarios morfológicos español e inglés del *Freeling*,[9] que se han utilizado como referencia.

Con el fin de acotar la selección, puesto que se trata de un corpus limitado (32 textos), que podríamos considerar como un *sample corpus*, he analizado los 70 primeros puestos del rango en cada uno de los subcorpus (español e inglés), y por lo que respecta a frecuencia de la categoría preposición, el resultado ha sido el siguiente:

Preposiciones

Rango	FrA/R	CR. Freeling	Rango	FrA/R	CR. Freeling
1. DE	871 (6.61%)	270947 (4.77%)	2. OF	747 (3.80%)	28.338 (2.41%)
4. EN	339 (2.57%)	124099 (2.18%)	4. TO	479 (2.44%)	27.249 (2.32%)
10. A	201 (1.55%)	98622 (1.73%)	5. IN	437 (2.22%)	18.857 (1.60%)
15. POR	130 (1%)	45599 (0.80%)	10. WITH	226 (1.15%)	5170 (0.44%)
16. PARA	120 (0.92%)	27831 (0.49%)	12. FOR	185 (0.94%)	9890 (0.84%)
19. CON	105 (0.81%)	48045 (0.84%)	24. BY	98 (0.50%)	5524 (0.47%)
42. ENTRE	30 (0.23%)	8255 (0.14%)	36. FROM	73 (0.37%)	5389 (0.45%)

Se puede comprobar que no encontramos diferencias significativas entre nuestro corpus y el corpus de referencia. Así, todas las preposiciones que superan las 90 ocurrencias son prácticamente coincidentes en ambas lenguas y respecto a sus respectivos corpus de referencia, a excepción de PARA y POR en español, que son ligeramente superiores en nuestro corpus que en el corpus de referencia:0.92%/0.49%; y 1%/0.80%, respectivamente (PARA ocupa el 5° lugar, frente al 6° en el CR.; y POR ocupa el 4° lugar frente al 5° en el

---

9   El Diccionario morfológico inglés consta de 1.173.766 formas; mientras que el español está conformado por 5.677.258 de formas. Hay que tener en cuenta, lógicamente, que precisamente por tratarse de un *sample corpus*, la comparación con el corpus de referencia no se deberá considerar en términos absolutos. Sin embargo, me sirve como indicador para comparar la frecuencia de cada ítem respecto al resto de ítems de su misma categoría.

El género IP/FSP: cuestiones formales 55

CR.). Y FOR y WITH en inglés. FOR manifiesta el fenómeno inverso: 0.94%/0.84% (es 5ª en nuestro corpus y ocuparía el 4º lugar en el CR); y WITH, al igual que POR, es 4º en nuestro corpus y 5º en el CR. Con todo, considero que no se trata de diferencias significativas. Siguiendo la tendencia general del lenguaje científico (Gledhill, 2000: 115), las preposiciones aparecen como los ítems gramaticales más frecuentes (dejando aparte el artículo), frente a la presencia menos prevalente de conjunciones, adverbios y verbos auxiliares y modales, como enseguida veremos. Ahora bien, comprobamos como resultado del análisis que las preposiciones en este género presentan un funcionamiento similar al del registro general de la lengua (Diccionarios morfológicos de referencia).

Conjunciones y adverbios[10]

Rango	FrA/R	CR. Freeling	Rango	FrA/R	CR. Freeling
5. Y	303 (2.30%)	140483 (2.47%)	3. AND	588 (2.99%)	20435 (1.68%)
			8. OR	231 (1.18%)	3134 (0.26%)
14. O	135 (1.02%)	18855 (0.33%)	30. NOT	92 (0.47%)	1607 (0.13%)
20. NO	90 (0.68%)	57385 (1.00%)	41. ALSO	67 (0.34%)	1746 (0.14%)
21. SI	73 (0.55%)	13457 (0.23%)	45. IF	63 (0.32%)	482 (0.04%)
36. TAMBIÉN	39 (0.27%)	19483 (0.34%)	57. AT	45 (0.23%)	5336 (0.45%)
61. PERO	22 (0.15%)	7109 (0.12%)	68. BUT	42 (0.21%)	4147 (0.35%)
			70. ABOUT	41 (0.21%)	64 (0.005%)
249. AUNQUE	7 (0.05%)	30 (0.0005%)	76. NO	37 (0.19%)	881 (0.07%)
259. SIN EMBARGO	7 (0.05%)	2270 (0.04%)	106. HOWEVER	27 (0.14%)	507 (0.02%)
283. POR TANTO	7 (0.04%)	209 (0.003%)	132. BECAUSE	23 (0.12%)	1353 (0.11%)
503. PORQUE	4 (0.03%)	7519 (0.13%)	136. ALTHOUGH	22 (0.11%)	156 (0.01%)
			485. THEREFORE	7 (0.04%)	25 (0.002%)

10 La dificultad de deslindar el *que* en usos conjuntivos y pronominales nos ha llevado a omitirlo, a pesar de que en los resultados del análisis aparece en el 2º puesto en rango.

Por lo que respecta a las conjunciones y adverbios, la tabla muestra los resultados obtenidos en el análisis de los 500 primeros puestos del rango, con el fin de reflejar la situación de algunas categorías complejas, que no aparecen entre los 70 ítems iniciales, como puede comprobarse.

De nuevo encontramos una coincidencia casi absoluta en nuestro corpus entre las conjunciones y adverbios más frecuentes en inglés y en español que superan las 60 ocurrencias (*y/and, o/or, no/not, si/if...*) –y, en un porcentaje algo menor en algunos casos, también en el corpus de referencia–, lo que apoya otra vez el argumento de la escasez de conectores complejos y, por tanto, la existencia de un dinamismo comunicativo positivo, como veíamos. Es significativa, pues, la escasa frecuencia en nuestro corpus, especialmente en el español, de conectores argumentativos, del tipo POR TANTO, AUNQUE, SIN EMBARGO y, sobre todo del conector causal PORQUE, que ayudan significativamente a la construcción del sentido textual –especialmente las relaciones argumentativas causal y concesiva (Rey y Tricás, 2006: 241). Conectores que, según se deduce de las cifras de los Diccionarios morfológicos del *Freeling*, también están menos presentes en el registro general que los simples; pero que son frecuentes en el registro formal informativo de especialidad. Su escasez, por tanto, en nuestro corpus podría interpretarse, por un lado, como un intento de simplificar la exposición (tendencia a la divulgación) y, por otro, como veremos al hablar de la macroestructura, como un indicio de la finalidad informativo-expositiva "básica" de estos textos (frente a la información altamente especializada de otros géneros –en los que encontramos una mayor presencia de este tipo de conectores–, centrada explícitamente en los resultados de las investigaciones médicas que se discuten y argumentan).

Por lo que respecta a los verbos, se ha realizado un análisis de frecuencias a partir de la lematización del *TreeTagger*, y se ha acotado la selección, al igual que en el caso de las preposiciones, a las 70 primeras apariciones:

Verbos

Rango	FrA/R	CR. Freeling	Rango	FrA/R	CR. Freeling
13. SER	263 (1.83%)	41283 (0.72%)	7. TO BE	763 (3.61%)	17385 (1.48%)
23. PODER	131 (0.91%)	18496 (0.32%)	14. CAN	165 (0.84%)	1133 (0.09%)
40.TENER	101 (0.70%)	20659 (0.36%)	18. TO HAVE	161 (0.83%)	10031 (0.85%)
44. HABER	85 (0.59%)	52771 (0.92%)	19. MAY	121 (0.62%)	986 (0.08%)
54. ESTAR	54 (0.37%)	21550 (0.37%)	59. USE	45 (0.23%)	899 (0.07%)

En general, en el corpus analizado encontramos fundamentalmente verbos de descripción y establecimiento de medidas: *considerar, definir, realizar, utilizar, analizar, mejorar, producir, conllevar, controlar/use, produce, increase, recommend, prevent, improve*, etc. Pero, junto con estos, existe un predominio absoluto de los verbos auxiliares y modales, muy frecuentes asimismo en el registro general (aunque en porcentajes menos significativos), que ocupan las primeras posiciones, como puede comprobarse en el análisis de frecuencias. Así, en ambas lenguas los verbos SER, PODER y TENER (TO BE, CAN y TO HAVE) ocupan los primeros lugares, con un porcentaje ligeramente superior al del corpus de referencia.[11] El verbo *ser* se utiliza para señalar evaluación (o medida) explícita: *is dangerous, is approved, is produced, is responsible; es una técnica, es imprescindible, es necesario, es cierto, es pequeño*, etc. En el caso del infinitivo, SER/TO BE, en ambas lenguas encontramos una presencia elevada de la colocación *puede(n) ser* y *can be*, lo que reforzaría la aparición frecuente del verbo modal *poder* en el corpus. En estos casos, en opinión de Gledhill (2000: 193), la expresión tiende a ser negativa y suele expresar inclusión o exclusión: "estos tratamientos también pueden ser utilizados con una inyección (Inclusión)"; "Changes can be permanent"; "You could be causing irreversible damage" (exclusión).

11 En el caso del corpus español observamos una mayor frecuencia del verbo *haber* en el registro general de la lengua, motivada por la tendencia a utilizar las formas compuestas.

Por último, el verbo *tener* posee una función muy similar a la de *ser*. Así, tiene asimismo un valor evaluativo: "La pérdida de peso puede tener un efecto impresionante"; "…often have neither time nor money for health" o "…after age 18 have a greater risk of breast cancer". Además, al igual que en el caso de ser, presenta una colocación bastante frecuente con el modal *poder*, tanto en inglés como en español.

Respecto a la selección de aspectos relevantes en el apartado de la cohesión gramatical, junto con las ya comentadas palabras gramaticales, me centraré en la utilización de determinados elementos metadiscursivos, como había anunciado: en concreto, el uso de paráfrasis y la utilización de interrogaciones (especialmente en los títulos).

4.2.2. Paráfrasis

La paráfrasis es un elemento indicativo del registro divulgativo que confirma, por tanto, que la información no va dirigida a especialistas, si bien observamos en los ejemplos que el nivel de formalidad continúa siendo elevado en ocasiones y que no se evita la utilización de términos específicos del tecnolecto, como *ictericia*, *biopsy* o *intracytoplasmic*, en los ejemplos seleccionados.

[12] 2.1ES
Hormona natural (testosterona)
[13] 2.1ES
Ictericia (pigmentación amarillenta de la piel, los tejidos y fluidos)
[14] 1.1 EN
They are usually found when a lump is found and simple of the tissue is examined under a microscope (biopsy).
[15] 1. 5 EN
Other options for a couple to achieve pregnancy include *assisted reproductive technologies* (ART) such as inserting collected sperm into the womb, mixing sperm with an egg outside the body (known as *in vitro fertilization* or IVF), or injecting a single sperm into an egg (known as *intracytoplasmic sperm injection* or ICSI).

Como puede observarse, son más abundantes las paráfrasis explicativas mediante paréntesis, si bien también encontramos a lo largo del corpus la utilización de *reformuladores explicativos*, tales como *such as*, que introducen la información en el enunciado (Véase García Izquierdo, 1998 o Martín Zorraquino y Portolés Lázaro, 1999, entre otros). En algunas ocasiones, además, encontramos ejemplos en los que se reformula explícitamente el contenido para facilitar su comprensión sin utilizar ni conectores ni paréntesis:

[16] 2.2. ES
Hay diferencias en los conceptos entre esterilidad e infertilidad. Simplificando la terminología, esterilidad se refiere a la completa incapacidad para conseguir una gestación mientras que infertilidad describe el cuadro de parejas que tienen gestaciones pero que no han llegado a término.
[17] 2.5. EN
Impotence, also referred to as a *erectile dysfunction* (ED), is the term used to describe men who cannot acquire or maintain an erection...

4.2.3. Uso de la interrogación

Por último, en el apartado de la cohesión gramatical, e íntimamente relacionado con la macroestructura del género, encontramos otro elemento metadiscursivo típico: la interrogación como medio de apelación al lector.

[18] 2.2. ES
¿Cuál es el significado de la esterilidad?
[19] 2.3. ES
¿Cuándo sospechar que existe un Síndrome de Cushing?
[20] 2.3. EN
What are common symptoms of cardiovascular diseases?
[21] 2.9. EN
How does cancer develop?
[22] 1.1. EN
What should you do with this information?
[23] 1.1. ES
¿Qué debe hacer con esta información?
[24] 1.3. EN
How should cardiometabolic risk be treated?
[25] 1.3. ES
¿Cómo se debe tratar el riesgo cardiometabólico?

Como se ha dicho, la utilización de la interrogación es un medio habitual en el género. Así, Mayor Serrano (2005: 135) opina, siguiendo a P. Webber (1994), que la función principal de este recurso es involucrar al lector, interesarle y atraerle mediante una estructura que le resulta familiar, la interrogación, "convirtiendo el texto en una especie de diálogo implícito, a través del cual el destinatario satisface su curiosidad y su interés por obtener datos básicos y consejos fundamentales sobre determinadas enfermedades o situaciones de riesgo para su salud". También Montalt y González Davies (2007: 52 ss.) aluden a la existencia de convenciones formales en función de la audiencia: en este caso, el lector de un texto funcional; y de la necesidad de recurrir a determinadas estrategias en función de la misma.

Según se deduce del análisis del corpus, aunque la utilización de las interrogaciones es un recurso que está al alcance del emisor, y que se utiliza con cierta frecuencia, éste está ligeramente determinado por el medio de difusión y circunscrito a una posición concreta. Así, más del 90% de los ejemplos de interrogaciones seleccionados en el corpus, tanto en español, como en inglés, corresponden a títulos de sección o subtítulos, y son pocas las ocasiones en que la interrogación aparece en los apartados descriptivos. Además, aunque tradicionalmente se ha considerado que el uso de interrogaciones era más habitual en los textos ingleses (algunos autores opinan, de hecho, que en español es una estructura "prestada"), lo cierto es que en el corpus aparece con más frecuencia en los textos escritos originariamente en español y en los textos bilingües (de organizaciones americanas). Esto nos podría llevar a pensar que es una convención en los textos ingleses americanos. Pero la existencia de algunos ejemplos en los textos ingleses británicos y la no aparición en alguno de los españoles nos lleva a la conclusión de que se trata más bien de una opción estilística de las páginas seleccionadas. Así, en inglés encontramos este recurso en la página <www.who.int>, pero no en <http://patients.uptodate.com>; aparece sistemáticamente en la página bilingüe <www.hormone.org>, tanto en inglés como en español; y aparece en 6 de los 8 textos en español de la página <www.saludalia.com>, lo que en cierto modo confirma que se trata de un recurso habitual, pero no sistemático.

El género IP/FSP: cuestiones formales 61

4.3. Cohesión léxica

4.3.1. Frecuencia léxica

Por último, en este apartado de frecuencias, pero en estrecha relación con el análisis de la cohesión léxica, que abordaré enseguida, me interesa traer a colación la preselección realizada de vocabulario en la que encontramos bastantes muestras de *léxico especializado banalizado*,[12] del que hablaba arriba, que me ha servido como base para la selección definitiva de los principales lexemas relacionados con los participantes, el proceso y el producto utilizados en el análisis de las colocaciones.

En principio, realicé una selección aleatoria (en función de mi propia experiencia en el ámbito divulgativo analizado y de la opinión de algunos informantes) de los nombres que podían ser representativos del agente, el paciente, el proceso y el producto en español e inglés:

- 5 palabras para el agente en español: Médico, especialista, cirujano, doctor y profesional
- 6 palabras para el agente en inglés: *Physician, G.P., Expert, Specialist, Doctor, Professional*
- 3 palabras para el proceso en español: Enfermedad, problema y causa
- 4 palabras para el proceso en inglés: *Disease, illness, problem, cause*
- 2 palabras para el paciente en español: Enfermo y paciente
- 1 palabra para el paciente en inglés: *Patient*
- 6 palabras para el producto en español: Medicamento, fármaco, antibiótico; tratamiento, terapia y cirugía

---

12 Entre el léxico especializado banalizado y el léxico especializado los límites son, a veces, difusos. Así, ítems como "fármaco, terapia o paciente" estarían en la frontera entre ambas categorías y su adscripción, por tanto, sería dudosa. El resto de léxico seleccionado, sin embargo, se adscribiría con mayor claridad a la categoría de banalizado.

- 6 palabras para el producto en inglés: *Medicines, drugs, antibiotic, treatment, therapy* y *surgery*

Y del análisis de las frecuencias de los textos del corpus se derivó la siguiente información:

Léxico (agente, paciente, proceso, producto)

Rango	FrA/R	CR. Freeling	Rango	FrA/R	CR. Freeling
Médico/a(s) (adj.)	5 (0.03%)	330 (0.0058%)	*Medical*	31 (0.16%)	151 (0.012%)
35. Médico(s)	59 (0.45%)	773 (0.013%)	*386. Physician/ G.P.*	17/0 (0.08%)/0%	14 (0.0011%)/0 (0%)
Especialista	1 (0.006%)	349 (0.0061%)	*Expert(s)/Specialist*	5/9 (0.03%/0.05%)	116 (0.0098%)/ 49 (0.0041%)
Cirujano	1 (0.006%)	88 (0.0015%)	*Surgeon*	1 (0.01%)	9 (0.0007%)
			Healthcare provider	15 (0.07%)	20 (0.0017%)
Doctor	0	597 (0.010%)	*191. Doctor(s)*	22 (0.12%)	50 (0.0042%)
Profesional(es)	3 (0.02%)	624 (0.010%)	*Professional(s)*	11 (0.06%)	50 (0.0042%)
Enfermedad	38 (0.29%)	907 (0.015%)	*Disease(s)/ Illness(esses)*	80/7 (0.41%/0.04%)	52 (0.0044%)/14 (0.0011%)
62. Problema(s)	41 (0.31%)	2328 (0.041%)	*102. Problem*	49 (0.25%)	626 (0.053%)
43. Causa (s)	41 (0.31%)	735 (0.012%)	*58. Cause (s)*	79 (0.40%)	136 (0.011%)
30.Tratamiento(s)	59 (0.41%)	429 (0.0075%)	*21. Treatment(s)*	140 (0.72%)	92 (0.0078%)
Terapia	5 (0.03%)	115 (0.0020%)	*Therapy(ies)*	41 (0.21%)	14 (0.0011%)
Cirugía	19 (0.13%)	84 (0.0014%)	*Surgery*	29 (0'15%)	0
Enfermo(s) (nom)	1 (0.006%)	430 (0.0075%)	*Sick (adj.)*	1 (0.01%)	22 (0.0018%)
Enfermo(s) (adj.)		224			
85. Paciente(s)	25 (0.19%)	607 (0.010%)	*66. Patient(s)*	72 (0.37%)	66 (0.0056%)
Medicamentos	20 (0.15%)	4 (0.00007%)	*Medicines*	5 (0.03%)	5 (0.0004%)
Fármacos	11 (0.07%)	166 (0.0029%)	*Drugs*	26 (0.14%)	204 (0.017%)
Antibiótico(s)	2 (0.013%)	67 (0.0011%)	*Antibiotic(s)*	2 (0.02%)	4 (0.0003%)

Así, valorada la aparición absoluta y relativa, y analizada la aparición en el corpus que se ha utilizado como referencia (en el que, como regla general, observamos menor frecuencia relativa de los ítems), decidí seleccionar los lexemas siguientes como representativos de los participantes (agente y paciente), del proceso y del producto:

- Participantes: Médico/*Doctor*, *Physician*; Paciente/*Patient*;
- Proceso: Causa /*Cause*; Problema/*Problem*;
- Producto: Tratamiento/*Treatment*.[13]

Como puede observarse, en algunos casos la selección atiende a la frecuencia significativa de aparición en los corpus de los lexemas seleccionados, como es el caso de *problema, causa* o *tratamiento*; y, en otros, a la valoración global del ítem en los diferentes contextos analizados (corpus español e inglés y diccionarios morfológicos español e inglés) en relación con el resto de lexemas representativos seleccionados, como se explicará a continuación.

La palabra que designa al agente más frecuente en el corpus español es *médico*[14], con 59 ocurrencias (0.45%). Por el contrario, en inglés

---

13 No se ha incluido el análisis de la pareja *Enfermedad/Disease* en las colocaciones porque ya existen estudios precedentes realizados acerca de la misma (Véase Calzada en I. García Izquierdo, ed., 2005). Asimismo, para el producto se seleccionó únicamente la pareja que presentaba resultados homogéneos en ambas lenguas (*Tratamiento/Treatment*), ya que en otros casos (*cirugía/surgery* e incluso *medicamentos/drugs*) las diferencias de frecuencia en alguno de los contextos analizados eran significativas. Así, aunque *Drugs* tiene una frecuencia de aparición en el corpus similar a otros ítems seleccionados, y ocupa el 2ª lugar en el CR., lo que demuestra que es bastante común en el registro general, uno de sus posibles equivalentes en español, *Medicamentos*, es menos frecuente que otros ítems seleccionados y aparece en el CR. en un porcentaje muy bajo (en el corpus estudiado no aparece *medicinas* y el singular polisémico *medicina* sólo lo hace en 3 ocasiones).

14 En el caso de la palabra *médico*, en español, al tratarse de un lexema plurifuncional desde el punto de vista gramatical (nombre/adjetivo) ha sido necesaria la desambiguación por el contexto. Las 59 ocurrencias consideradas son, pues, las correspondientes a la palabra en función nominal.

el lexema más frecuente es *doctor*, con 22 ocurrencias (0.12%). Esta distribución coincide, para el caso del español, con la que encontramos en el corpus de referencia, donde médico es la más frecuente con 773 ocurrencias, aunque con una frecuencia relativa claramente menor (0.013%); si bien, en el registro general, a diferencia de lo que ocurre en nuestro corpus, las palabras *Doctor* y *profesional* aparecen en un porcentaje similar, el 0.010%, al de *médico*.

En el corpus de referencia inglés, sin embargo, la más frecuente es *expert*, con 116 ocurrencias (0.0098%) y *doctor* ocupa la segunda posición, junto con *professional*, con 50 (0.0042%). Esta diferencia, al igual que en el caso de *profesional* en español, se explica fácilmente si pensamos que, en la lengua general, *expert* puede estar designando (al igual que *professional* o *specialist*) a un especialista de cualquier ámbito y la restricción temática del corpus elegido justificaría la diferencia.

Por otra parte, es necesario señalar la utilización en el género analizado del lexema inglés *physician* para designar al agente. Así, aunque lo encontramos sólo en 17 ocurrencias (0.08%), como veremos, y existe una clara diferencia en la frecuencia total (a favor de *doctor*), el número total de textos en nuestro corpus en los que *physician* aparece es mayor que el número de textos en los que aparece el otro lexema. Como puede observarse, su representatividad en el corpus de referencia es muy poco significativa (14 ocurrencias (0.0011%) frente a las 50 de *doctor* (0.0042%)), pero su aparición en más del 50% de los textos del corpus del género *Información para pacientes* seleccionado justifica, en mi opinión, su consideración en el análisis.

Por lo que respecta al *paciente*, el lexema más habitual, quizás por ser el más genérico, tanto en español como en inglés es paciente(s) (25) –el 5° en representatividad en el CR.–/*patient(s)* (72) –menos frecuente el el CR. inglés, ya que ocupa el 7° lugar. El predominio de la palabra *paciente* en los textos españoles de nuestro corpus frente a *enfermo* (en cursiva) es bastante más evidente (0.19% frente a 0.006%) que en la lengua general (0.010% frente a 0.007%), si bien en ambos casos comprobamos la mayor frecuencia de la primera. Y ello porque el semantismo de *enfermo* en español no siempre lleva implícito el que la persona esté en tratamiento, o en relación con profesionales médicos; y en cambio *paciente* sí que supone la existencia de una relación con el médico. En el caso del inglés, observamos un predominio absoluto de la forma *patient(s)*, con 72 apariciones.[15]

Por lo que respecta al proceso, he seleccionado la pareja *causa/problema*. Las palabras *causa* y *problema* presentan el mismo número de ocurrencias en el corpus español (41), pese a que en el corpus de referencia *problema* es bastante más frecuente (0.041% frente al 0.012% de *causa*). Ello podría explicarse por la relevancia que en un género de estas características poseen los lexemas de tipo explicativo y, sobre todo, puesto que va dirigido a pacientes afectados por la situación descrita en el texto, por el intento de transmitir los contenidos con léxico general, comprensible y denotativo. Respecto al corpus en inglés, *cause* es la más frecuente, con 79 ocurrencias (0.40%); frente a *problem*, con 49 (0.25%). También en este caso *problem* es bastante más frecuente (0.053% frente a 0.011%) en el corpus de referencia, aunque, de nuevo, con porcentajes inferiores al del corpus analizado, lo que podría llevarnos a la conclusión provisional de que el género en inglés tiende todavía más a la utilización de léxico no marcado o denotativo, evitando así la consideración negativa (que posee *problemas*) de los temas tratados. Este hecho se ve reforzado, como enseguida comprobaremos, por el predominio del lexema plural *causes* en inglés, en un intento de no marcar un alto grado de compromiso con las informaciones aportadas (modalización).

Por último, por lo que respecta al producto, he seleccionado únicamente el lexema *tratamiento*. De nuevo encontramos que *tratamiento*, frente a *cirugía, terapia, medicamento, fármaco* o *antibiótico* es el lexema más genérico para designar el producto de un diagnóstico. Así, aparece en 59 ocasiones en el corpus español (0.41%) y en 140 en el inglés (0.72%). Es significativo, sin embargo, que en el corpus de referencia el lexema posee una representatividad relativa muy similar en ambas lenguas (0.0075% español) y (0.0078% en inglés).

---

15 Véase a este respecto el trabajo de I. Williams (2004).

En general, podemos apreciar cierto grado de paralelismo entre nuestro corpus y el corpus de la lengua general, por lo que respecta al rango de aparición de los lexemas, si bien la utilización de estos es claramente superior en nuestro corpus, lo que confirmaría la existencia de *léxico especializado banalizado*, propio de los textos de divulgación (de especialidad), pero presente también en la lengua general.

4.3.2. Colocaciones

Una vez seleccionados los lexemas representativos de los participantes, el proceso y el producto, procederé a comentar brevemente los resultados obtenidos de análisis de las colocaciones en las dos lenguas, utilizando el *Wordsimth 4.0*. Entiendo por *colocación* la coocurrencia de palabras que suelen aparecer juntas en expresiones recurrentes y que, de algún modo, señala la existencia de relaciones textuales. Hay que advertir que, además, siguiendo a Gledhill (2000: 106), existe una diferencia entre las *colocaciones estadísticas*, que se suelen utilizar para asignar patrones en la lengua; y las *colocaciones fraseológicas*, modelos que no son significativos y ni siquiera frecuentes por sí mismos pero que son visiblemente (o intuitivamente) parte de la fraseología. Por ese motivo, y puesto que además el corpus analizado es un *sample corpus*, de poca extensión, he rehusado realizar un estudio estadístico de colocaciones fraseológicas (como el que realizaré a continuación para las colocaciones estadísticas). Con todo, a partir de la observación manual del corpus, se pueden extraer de los textos diferentes colocaciones fraseológicas, tanto en español como en inglés, de las que se adjunta a continuación una muestra:

Español	Inglés
tener valor diagnóstico	*malignant tumors*
permanecer asintomático	*passive smoking*
localizar tumores	*genetic host factors*
realizar biopsia	*modifiable risk factors*
consultar/e con tu/su médico…	*cellular repair mechanism*
tener efectos secundarios	*sexual disfunctions*
reconocer signos y síntomas	*early detection / diagnosis*
identificar signos y síntomas	*intervention for prevention*
terapia hormonal	*underlying disease*
ganglios positivos	*seek medical care*
uso terapéutico	*Preventing strategies*
Intolerancia a…	*Improving quality of life*
estímulo fisiológico	*Common symptom*
cursar con…	*Chronic diseases*
detección precoz, etc.	*you should contact your physician or other healthcare provider, etc.*

Por tanto, las colocaciones que analizaré pertenecen a la primera de las categorías propuestas por este autor, las *colocaciones estadísticas* (*coligaciones* para otros autores).

Para realizar el análisis acotaré el contexto de la colocación a una extensión de 3 posiciones a la izquierda y tres a la derecha, con lo que el esquema colocacional más amplio sería:

L1 + L2 + L3 Centro R1 + R2 + R3

En cada caso, además, se añade entre paréntesis el número de ocurrencias y un ejemplo representativo del corpus.

PARTICIPANTES: Médico/*Doctor*/*Physician*; Paciente/*Patient*

La palabra *médico* aparece en el corpus español en 39 concordancias. De éstas se extraen 14 colocaciones, de las que solo una contiene una palabra léxica (Historial, en posición L1: historial médico). Se trata, como puede observarse, de una colocación que debemos omitir puesto que en este contexto la palabra no está funcionando como nombre. Por tanto, en las otras 13 colocaciones el lexema nominal *médico* se presenta en combinación con palabras gramaticales (su médico, tu médico, el médico, con el médico, que el médico). El esquema más habitual por tanto es L2+ L1 + Centro y, especialmente, posesivo + centro. Las 5 colocaciones más frecuentes son:

L2	L1	Centro	R1	R2	R3	
ø	el	médico	ø	ø	ø	(4) Ej. El médico responde
ø	su/tu	médico	ø	ø	ø	(12) Ej. Si la respuesta es afirmativa, consúltalo con tu médico
que	tu	médico	ø	ø	ø	(7) Ej. deja [...] hasta que tu médico te diga que estás curado
con	el	médico	ø	ø	to	(3) Ej. Si usted tiene los síntomas, consulte con el médico
por	el	médico	ø	ø	to	(3) Ej. Nunca deben tomarse sin control por el médico

Si procedemos al análisis del lexema en plural, *médicos*, observamos que en este caso sólo aparecen 9 concordancias (y sólo dos de ellas corresponden al nombre) y 3 colocaciones: las dos que corresponden al nombre (y no al adjetivo) con artículo determinado en L1 más el lexema "Los médicos".

Por tanto, se observa un predominio de la forma singular en combinación con el posesivo, en un intento de acercarse al lector.

En el caso del inglés, el lexema *doctor* aparece –de acuerdo con su menor frecuencia en el corpus– en 17 concordancias y sólo en 3 colocaciones. La más frecuente:

L2	L1	Centro	R1	R2	R3	
ø	Your	doctor	ø	ø	ø	(13) Ej. See your doctor to determine the cause
With	your	doctor	ø	ø	ø	(3) Ej. Talk with your doctor about your level of risk ...
ø	her	doctor	ø	ø	to	(1) Ej. ...and have yearly exams done by her doctor to prevent...

El lexema plural *doctors* aparece en 4 concordancias, siempre como sujeto de la oración (*Doctors have*, *Doctors usually*, etc.) y, por tanto, no presenta colocaciones destacables.

En este sentido, por tanto, existe un paralelismo evidente entre las estructuras en inglés y en español: la estructura más habitual es posesivo + lexema en singular; y el lexema en plural, además de menos frecuente, presenta siempre la misma estructura Los médicos/*Doctors*, en posición de sujeto.

Por último, el lexema *physician* aparece en 19 concordancias y 3 colocaciones:

L2	L1	Centro	R1	R2	R3	
∅	∅	physician	or	∅	∅	(8) Ej. The Physician or other healthcare provider…
∅	your	physician	∅	∅	∅	(5) Ej. Contact your physician …
∅	the	physician	∅	∅	to	(4) Ej. Uptodate or the physician author of these materials…

Como particularidad, hay que decir que este lexema únicamente aparece en plural en una ocurrencia en todo el corpus.

Podríamos decir, pues, que los lexemas *physician* y *doctor* presentan en el corpus una distribución paralela, en lo que atañe a la representatividad de las colocaciones (y a su uso habitual en singular).

Por lo que respecta al lexema *paciente* en singular, únicamente encontramos 6 concordancias y 2 colocaciones, con el artículo determinado: El/La paciente (con claro predominio de la primera). Sin embargo, el plural *pacientes* presenta 17 concordancias y 8 colocaciones, todas ellas de nuevo con palabras gramaticales pero con mayor variedad:

L3	L2	L1	Centro	R1	
∅	∅		Pacientes	con	(8) Ej. Pacientes con infertilidad, con el síndrome de Cushing, etc.
∅	∅	de	pacientes	∅	(5) Ej. Aunque la cirugía tiene éxito en la mayoría de pacientes…
∅	∅	en	pacientes	∅	(4) Ej. Es más abundante en pacientes con hipertensión
∅	∅	los	pacientes	∅	(7) Ej. …paso hacia la pérdida de peso en los pacientes obesos.

El lexema inglés *patient* aparece en 24 concordancias. De ellas podemos extraer 10 colocaciones. La más frecuente, con 18 ocurrencias, presenta la siguiente estructura:

L3	L2	L1	Centro	R1
ø	ø	See	Patient	Information

Determinada lógicamente por la existencia de un apartado en algunas páginas web que se titula de este modo. Las demás colocaciones que se sitúan en el rango analizado (es decir, entre los tres puestos de la derecha y los tres de la izquierda) presentan dos estructuras típicas:

L3	L2	L1	Centro	R1		
ø	And	see	Patient	Information	(4)	
ø	ø	the	patient	ø	(3) Ej. ...is temporary and goes away after the patient has finished taking the cortisol-like medications.	

Por último, el plural *patients* presenta 36 concordancias, de las que podemos extraer 13 colocaciones, todas ellas combinadas con palabras gramaticales (a excepción de un caso en que aparece el nombre propio de una enfermedad):

L3	L2	L1	Centro	R1	R2	R3	
ø	in	ø	patients	with	Cushing's	syndrome	(2/8) Ej. "In some patients with Cushing's Syndrome"
ø	for	ø	patients	ø	ø	ø	(4) Ej. "for all patients"
ø	ø	in	patients	ø	ø	ø	(2) Ej. "in patients with problems"
ø	ø	of	patients	ø	ø	ø	(2) Ej. "The majority of patients"
ø	no	ø	patients	ø	ø	ø	(4) Ej. "Because no two patients"
ø	ø	ø	patients	are	ø	ø	(4) Ej. "not two patients are exactly alike and "
ø	ø	ø	patients	ø	is	ø	(2) Ej. "for most patients surgery is successful..."

De nuevo encontramos un paralelismo evidente entre el funcionamiento del lexema en inglés y en español, puesto que es mucho más frecuente en plural. Este planteamiento coincide con la propuesta de I. Williams (2004: 76 y 79) relativa a la frecuencia de ítems léxicos relacionados con las personas objeto de estudio en la sección *Métodos* de los artículos de investigación en español y en inglés. Así, en el citado estudio Williams propone una tabla de frecuencias de los ítems más habituales en esta sección, en la que se puede observar de manera evidente el predominio de la palabra *patients/pacientes* (en plural) en ambas lenguas. Podríamos afirmar, por tanto, que es éste un aspecto que comparten los textos médicos de géneros informativos, independientemente del grado de especialización.

PROCESO: Causa/*Cause*; Problema/*Problem*

El lexema *causa* presenta 17 concordancias es español que se concretan en 7 colocaciones. Ahora bien, en este caso hay que proceder a la desambiguación contextual, puesto que en determinados contextos *causa* funciona como verbo, y no como sustantivo. Por tanto, y en función de esta particularidad, son dos las colocaciones más frecuentes en nuestro corpus (en función del rango establecido):

L2	L1	Centro	R1	R2	R3	
ø	La	causa	ø	ø	ø	(10) Ej. La causa es hormonal / diagnosticar la causa / encontrar la causa
de	la	causa	ø	ø	ø	(6) Ej. ...depende de la causa de...

El lexema plural *causas* sólo presenta una concordancia y, por tanto, no presenta ningún esquema de colocación reseñable. Aparece únicamente en el corpus en una posición parentética "(el 10% a causas desconocidas)".

El lexema *cause* en inglés, al igual que ocurría en español, necesita una desambiguación contextual, ya que también puede responder a dos formas categoriales: sustantivo y verbo. De las 45 concordancias que encontramos, 28 corresponden al lexema sustantivo. De las

17 colocaciones posibles, las siguientes corresponden a la función sustantivo:

L2	L1	Centro	R1	R2	R3	
ø	the	cause	ø	ø	ø	(13) Ej. ...Diagnosis determinig the cause?
ø	ø	cause	of	ø	ø	(10) Ej. ...Cancer is a leading cause of death worldwide...
ø	adj.*	cause	ø	ø	ø	(10) Ej. ...common cause/underlying cause/major/preventable/identifiable

* A pesar de que no aparece como esquema colocacional, puesto que la frecuencia de cada uno de los adjetivos es mínima (entre uno y dos ejemplos en cada caso en el corpus), es significativo que el esquema adjetivo+cause aparezca en 10 ocurrencias.

Respecto al lexema plural en inglés, *causes*, asimismo puede representar a dos clases de palabras. Una vez realizada la desambiguación, observamos que la frecuencia de uso del lexema en plural en el corpus es bastante mayor que en español. Así, encontramos 37 concordancias, de las que se extraen, por lo que respecta al lexema en función de sustantivo, 4 colocaciones básicas:

L2	L1	Centro	R1	R2	R3	
ø	ø	causes	ø	ø	ø	(11) Ej. Causes? There is difficult to establish...
ø	the	causes	ø	ø	ø	(5) Ej. ...The causes of CVC's are well established
ø	ø	causes	of	ø	ø	(10) Ej. ...Causes of male infertility...
ø	syndrome	causes	ø	ø	ø	(3) Ej. Graphics ? Cushings syndrome causes

Comprobamos, de nuevo, la mayor frecuencia de combinación de los lexemas con palabras gramaticales, como viene siendo habitual en el análisis; si bien en inglés es frecuente la aparición de adjetivos antepuestos, esquema colocacional mucho menos habitual en español y que, en todo caso, no presenta ninguna ocurrencia en el corpus analizado. Por último, destaca como aspecto significativo la diferencia de uso del lexema plural en ambas lenguas, mucho más frecuente en inglés, como hemos visto, lo que únicamente podría explicarse desde la perspectiva de la modalidad, es decir, del grado de certeza con que los autores de los textos realizan sus afirmaciones (y su compromiso con las mismas), puesto que los esquemas de colocación que hemos observado en el corpus inglés con el lexema *causes* serían perfectamente aceptables en español. Estaríamos, pues, ante un caso de utilización de la *atenuación retórica* como estrategia de no implicación por parte del emisor con la información vehiculada. De hecho, algunos estudiosos (Bhatia, 2004; Oliver del Olmo, 2004) apuntan una tendencia a la utilización de este tipo de mecanismo en inglés, especialmente en el discurso entre especialistas, para que las informaciones no resulten tajantes, aun reconociendo que en ocasiones este mecanismo puede provocar inexactitud y vaguedad.

El lexema *problema* en español presenta en el corpus seleccionado 19 concordancias, de las que se extraen 7 colocaciones. Las más significativas, de nuevo conformadas a partir de la combinación del lexema con palabras gramaticales, responden al siguiente esquema:

L3	L2	L1	Centro	R1	R2	R3		
∅	∅	un	problema	∅	∅	∅	(5)	Ej. ...también es un problema metabólico...
∅	∅	el	problema	∅	∅	∅	(8)	Ej. ...el problema de la infertilidad...
∅	∅	este	problema	∅	∅	∅	(5)	Ej. Este problema es un importante factor...
∅	∅	∅	problema	de	∅	∅	(3)	Ej. El problema de querer ser padres
∅	∅	∅	problema	es	∅	∅	(3)	Ej. ... el problema es causado por...

Como puede comprobarse en algunos ejemplos, existen en el corpus apariciones del lexema junto con palabras léxicas (*problema metabólico*), si bien su frecuencia en relación con los textos del corpus en español no es lo suficientemente significativa como para que el programa lo destaque como colocación habitual.

El correspondiente lexema en plural, *problemas*, es más frecuente, ya que presenta 22 concordancias, de las que se extraen 6 colocaciones. Los esquemas más frecuentes son:

L3	L2	L1	Centro	R1	R2	R3	
ø	ø	los	problemas	ø	ø	ø	(5) Ej. Depresión y ansiedad son los problemas más comunes
ø	ø	ø	problemas	de	ø	ø	(7) Ej. El número de parejas con problemas de este tipo…
ø	ø	ø	problemas	en	ø	ø	(3) Ej …problemas en el útero, como fibromas…

También en este caso, como en el anterior, existen ocurrencias del ítem con palabras léxicas (problemas médicos, problemas sexuales, etc.).

Si analizamos el lexema *problem* en inglés, observamos que presenta 21 concordancias, de las cuales, al igual que en español, es posible extraer 7 esquemas de colocación. Los esquemas más frecuentes responden a las siguientes combinaciones:

L3	L2	L1	Centro	R1	R2	R3	
ø	ø	the	problem	ø	ø	ø	(8) Ej. In order to deal with the problem …
ø	ø	a	problem	ø	ø	ø	(3) Ej. …a problem with ovulation…
ø	a	ø	problem	ø	ø	ø	(3) Ej. A common problem…/medical problem
to	ø	ø	problem	ø	ø	ø	(5) Ej. To make the problem horse…
ø	ø	ø	problem	is	ø	ø	(8) Ej. The problem is…

De nuevo, como ocurre en español, el lexema en plural es más frecuente, si bien otra vez la diferencia de concordancias es de 2. Así, *problems* presenta 23 concordancias, de las que se extraen 11 colocaciones. En este caso, a diferencia de los casos anteriores, las colocaciones más frecuentes están conformadas también con palabras léxicas, además de con las palabras gramaticales habituales.

L3	L2	L1	Centro	R1	R2	R3	
ø	ø	ø	problems	ø	ø	ø	(23) Ej. Problems
ø	ø	sexual	problems	ø	ø	ø	(5) Ej. …can increase sexual problems in women
ø	ø	medical	problems	ø	ø	ø	(5) Ej. …about medical problems
ø	ø	ø	problems	and	ø	ø	(6) Ej. …problems and treatments
ø	ø	ø	problems	in	ø	ø	(4) Ej. …problems in men

Por tanto, volvemos a encontrar cierta similitud de distribución en ambas lenguas, con el predominio del lexema plural y la combinación, en ocasiones, con palabras léxicas, que ayudan a matizar el semantismo del lexema.

PRODUCTO: Tratamiento/*Treatment*

La palabra *tratamiento* es una de las que más concordancias presenta: así, en español encontramos 44 concordancias, de las que podemos extraer 30 colocaciones, todas ellas relacionadas con palabras gramaticales de nuevo, que siguen los siguientes esquemas:

L3	L2	L1	Centro	R1	R2	R3	
ø	Es	ø	tratamiento	ø	ø	ø	(2) Ej. Es un tratamiento recomendado para…
ø	En	ø	tratamiento	ø	ø	ø	(2) Ej. …en el tratamiento con esteroides…
ø	ø	El	tratamiento	ø	ø	ø	(27) Ej. El tratamiento más aconsejado…
ø	ø	ø	tratamiento	con	ø	ø	(3) Ej. …tratamiento con anabolizantes
ø	ø	ø	tratamiento	de	ø	ø	(6) Ej. … tratamiento de los síntomas…
ø	ø	ø	tratamiento	ø	la	ø	(6) Ej. …tratamiento de la enfermedad
ø	ø	ø	tratamiento	para	ø	ø	(3) Ej. …tratamiento para la obesidad

Por lo que respecta al lexema plural, *tratamientos*, en español aparece con menor frecuencia, ya que sólo encontramos 15 concordancias y 3 colocaciones posibles, que responden básicamente al esquema:

L3	L2	L1	Centro	R1	R2	R3	
ø	ø	Los	tratamientos	ø	ø	ø	(5) Ej. …los gastos que se generen por los tratamientos de reproducción asistida en la población española…
ø	ø	ø	tratamientos	de	ø	ø	(7) Ej. …las personas sometidas a tratamientos de fertilidad…

En el caso inglés, el lexema *treatment* es asimismo uno de los más productivos en cuanto a concordancias: presenta 87, de las que podemos extraer 30 colocaciones, que siguen los siguientes esquemas (esta vez, en algunos casos, también en combinación con palabras léxicas, facilitada por la sintaxis de la propia lengua):

L3	L2	L1	Centro	R1	R2	R3	
ø	ø	Ø	treatment	ø	ø	ø	(12) Treatment with medications
ø	ø	the	treatment	ø	ø	ø	(9) The treatment of…
ø	or	ø	treatment	ø	ø	ø	(3) or its treatment
ø	ø	that	treatment	ø	ø	ø	(2) have shown that treatment with…
ø	ø	gonadotropin	treatment	ø	ø	ø	(2) gonadotropin treatment is…
ø	ø	ø	treatment	can	ø	ø	(3) treatment can reserve more of…
ø	ø	ø	treatment	may	ø	ø	(3) treatment may include…
ø	ø	ø	treatment	options	ø	ø	(5) treatment options include…
ø	ø	ø	treatment	of	ø	ø	(21) treatment of sexual disfunctions
ø	ø	ø	treatment	with	ø	ø	(13) treatment with steroid drugs…
ø	ø	ø	treatment	is	ø	ø	(7) effective treatment is available
ø	ø	ø	treatment	for	ø	ø	(6) treatment for male
to	ø	ø	treatment	ø	ø	ø	(3) tratamiento para la obesidad
ø	ø	ø	treatment	ø	male	ø	(4) Ej. …treatment for male
ø	ø	ø	treatment	ø	are	ø	(2) Ej. …treatment options are also…
ø	ø	ø	treatment	ø	not	ø	(3)Ej. …treatment may not be effective
ø	ø	ø	treatment	ø	sexual	ø	(3) Ej. …treatment of sexual disfunction
ø	ø	ø	treatment	ø	ø	syndrome	(4) treatment of Cushing's Syndrome

El lexema en plural, *treatments*, presenta 25 concordancias, de las que podemos extraer 7 esquemas colocacionales, la mayoría de ellos conformados a partir de palabras gramaticales y verbos auxiliares (be, can, these, and, of). Los más frecuentes son:

L3	L2	L1	Centro	R1	R2	R3	
ø	of	ø	treatments	ø	ø	ø	(2) Ej. A number of treatments…
ø	ø	these	treatments	ø	ø	ø	(5) Ej. … that these treatments will be successful…
ø	ø	and	treatments	ø	ø	ø	(5) Ej. …medical problems and treatments…
ø	ø	ø	treatments	can	be	ø	(2) Ej. …treatments can be significant…

Como vemos, la frecuencia de aparición del lexema es mayor en singular en ambas lenguas y tanto en inglés como en español encontramos un claro predominio de la forma *tratamiento de/treatment of*, o la aparición del lexema en función de sujeto, acompañado por el artículo determinado en español (*El tratamiento*, 27 ocurrencias) y por el artículo o sin él en inglés (*Treatment*, 87 ocurrencias; *The treatment*, 9 ocurrencias), siguiendo las normas de este sistema lingüístico. Este esquema vendría a coincidir con la apreciación de Gledhill (2000: 147) de que en algunas secciones de los géneros de investigación, como los títulos y abstracts, podemos indentificar terminología fijada, en la que *of* suele jugar un papel determinante: *mechanism of, action of, by treatment of, in a variety of*… El hecho de que en el género seleccionado se confirme la aparición de los mismos esquemas que en los abstracts, cuyo papel informativo y sintético es bien conocido, nos ayudaría a reforzar la hipótesis de que estamos frente a un género divulgativo de información básica.

A ello hay que unir la mayor capacidad de combinación y distribución del lexema en español. Así, a pesar de que el número de concordancias que aparece en el corpus es menor en español que en inglés (50 concordancias en español frente a las 112 en inglés), las colocaciones del lexema singular son 30 en ambas lenguas, lo que mostraría cierta versatilidad del lexema español.

Del análisis de las colocaciones en ambas lenguas podemos deducir, pues, que:

1. la distribución de los lexemas *médico/doctor, physician* presenta una frecuencia relativa mayor, pero equiparable en rango, a la de los mismos lexemas en el corpus de referencia y el esquema más habitual es el de posesivo+lexema en singular;

2. la palabra *paciente/patient* presenta mayor frecuencia colocacional en nuestro corpus inglés, pero en todo caso el esquema habitual en las dos lenguas estudiadas es la combinación del lexema en plural con palabras gramaticales;
3. por lo que respecta al proceso, *causa/cause* y *problema/problem* presentan una frecuencia similar y, en ambas lenguas, aparecen en algunos contextos combinadas con palabras léxicas. El lexema *problema* es más frecuente en ambas lenguas en plural. Sin embargo, hemos encontrado una diferencia significativa en la utilización de los lexemas plurales *causas/causes*, ya que en el corpus español *causas* no es representativo, mientras que en el corpus inglés *causes* es bastante frecuente, hecho que hemos considerado como un caso de atenuación retórica, es decir, una manifestación de la modalización del texto y que, por tanto, debería tenerse en cuenta en la traducción;
4. y, por último, el número de colocaciones de *treatment/tratamiento* es bastante similar, lo que refuerza la hipótesis de la mayor capacidad combinatoria del lexema en español que, en realidad, presenta muchas menos concordancias. Por otro lado, el esquema colocacional más frecuente en ambas lenguas es *tratamiento de/treatment of*.

Junto con esto, del análisis de las cuestiones formales más representativas (frecuencia categorial y cohesión léxica) en nuestro corpus se deduce la importancia de las llamadas *palabras gramaticales* como elementos fundamentales de la organización textual, del estilo y, especialmente, como afirma Gledhill (2000: 218), de las unidades fraseológicas (colocaciones estadísticas).

En opinión de este autor (opinión que los resultados de nuestro análisis han contribuido a reforzar):

> [...] grammatical items and grammatical reformulation have an important role to play in [...] the formation of textual meaning. When considered from this perspective, it becomes clear that grammatical items and their attendant phraseology have an important role to play in the textual and interpersonal functions of the text (2000: 218).

4.4. Corrección

Para finalizar el apartado de las cuestiones formales abordaré el análisis de la corrección de los textos. En este sentido, hay que señalar que encontramos una diferencia evidente entre los textos originales españoles e ingleses, y los llamados textos bilingües. Así, en general, podemos afirmar que los textos en español de la página web de *Saludalia* y los textos en inglés de la WHO y el *Patients UpToDate* presentan un grado de corrección aceptable, y los posibles errores que aparecen en ellos son más bien atribuibles al(los) autor(es) de los mismos (pues también hay textos en los que no encontramos ningún error). Con todo, especialmente en los textos españoles –quizás por la mayor complejidad de su ortografía– encontramos algunos errores gramaticales, ortográficos o de registro y estilo pero, insisto, poco frecuentes. Así, en todo el corpus español se han encontrado los siguientes:

[26] 2.1ES
*En otros países *se disponen* además de otros esteroides (GRAM)
[27] 2.1ES
* *Donde* obtener más información (ORT)
[28] 2.2ES
*[…] el seminograma que nos guiará sobre la *conducta a seguir* (EST)
[29] 2.2ES
También *se comenta mucho* sobre factores ambientales como la alimentación (REG)
[30] 2.3ES
*[…] en algunos casos es *secundaría* a tumores carcinoides bronquiales (ORT)
[31] 2.5ES
*[…] suele provocar *nauseas*, vómitos, *perdida* de apetito, diarrea, delirio o alteraciones mentales (ORT)
[32] 2.6ES
*Si piensas que estas infectado, evita cualquier contacto sexual (ORT)
[33] 2.8ES
* Es importante que la mujer *se fije* como le examina su médico las mamas… (GRAM/ORT)
[34] 2.8ES
*[…] aunque la mama es comprimida durante el examen no tiene *porqué* ser doloroso. (GRAM/ORT)

Por lo que respecta al corpus en inglés, no se han encontrado errores gramaticales destacables (lo que podría llevarnos a la conclusión provisional de que existe una mayor preocupación por la corrección formal de los textos).

Sin embargo, en la versión española de los textos de las páginas bilingües *The Hormone Foundation* y <familydoctor.org>, sí que encontramos abundantes ejemplos de errores gramaticales, ortográficos y léxicos, lo que nos induce a pensar que, si bien se publican simultáneamente con valor de originales en ambas lenguas, la versión española es una (deficiente) traducción de la inglesa. Veamos algunos ejemplos:

[35] 1.1ES
Repetición de la palabra "estrógeno", que aparece 7 veces en el primer párrafo y medio (influencia evidente del texto inglés).
[36] 1.1ES
"las mujeres están a mayor riesgo" ("women are at greater risk", 1.1EN)
"están a riesgo" ("are also at risk, 1.1EN)
"que están a alto riesgo" ("who are at high risk", 1.1EN)
[37]1.1ES
"[...] que las mamas aumenten de tamaño en preparación para amamantar al bebé" ("...to get larger in preparation for breastfeeding", 1.1EN)
[38] 1.1ES
"hacerse un mamograma anual" ("[...] you should have an annual mammogram", 1.1EN)
[39] 1.2ES
"En las adrenales el problema es causado por un tumor..." ("In the adrenal glands the problem is caused by a tumor [...]", 1.2EN). Utilización excesiva de formas verbales pasivas, menos habituales en español.
[40] 1.2ES
"[...] como el asma y ø artritis reumatoide" ("such as astma and rheumatois arthritis", 1.2EN)
[41] 1.2ES
"[...] para reducir y finalmente para de tomar..." ("to slowly decrease and eventually stop using", 1.2EN)
[42] 1.3ES
"[...] aumenta grandemente el riesgo de enfermedad cardíaca" ("greatly increases the risk of heart disease", 1.3EN)

[43] 1.3ES
"¿Qué tanta mejoría puedo esperar de un estilo de vida saludable y medicamentos?" ("How much improvement can you expect from a healthy lifestyle and medication?", 1.3EN)
[44] 1.4ES
"[…] estos también tienen varios efectos negativos como cambios de comportamiento y en algunas características físicas" ("several unhealthy side effects like changes in behaviour and in physical characteristics", 1.4EN)
[45] 1.4ES
"[…] a tratar formas de anemia severa" ("…to treat some types of severe anemia", 1.4EN)
[46] 1.4ES
"están siendo usadas ilegalmente por algunos atletas para mejorar su desempeño" ("are also used illegally by some athletes to improve performance", 1.4EN)
[47] 1.5ES
"Entre 30% a 40% de los casos" ("In about 30% to 40& of cases", 1.5EN)
[48] 1.5ES
"(en menos de ø 1% de los casos)" ("(In less than 1% of cases)", 1.5EN)
[49] 1.5ES
"[…] daños ocurridos a los testículos y al pene" ("damage to the testes or penis", 1.5EN)
[50] 1.5ES
"debe […] hacerse una evaluación completa de su pareja femenina" ("and full evaluation of the female partner", 1.5EN)
[51] 1.5ES
"La cirugía de las varicoceles son mas probables de mejorar la fertilidad si la reparación se hace antes de que haya algun daño" ("Repair of varicoceles is more likely to bring back fertility if the veins are large, or if the repair is done before any long term damage", 1.5EN)
[52] 1.5ES
"[…] están las tecnologías de reproducción asistida, tales como *insertando* esperma directamente en el útero, mezclando la esperma con un óvulo *afuera* del cuerpo […]" ("assisted reproductive technologies (ART), such as inserting collected sperm into the womb, mixing sperm with an egg outside the body […]", 1.5EN)
[53] 1.6ES
"Si alguno de estos acontecimientos no ocurre…" ("If any of these events do not happen […], 1.6EN)
[54] 1.6ES
"Éste puede ser debido a un desequilibrio de la hormona, […] a tumores pituitarios, *o a bajo o exceso* de peso" ("This can be due to an imbalance of hormone […], pituitary tumors, or too little or too much body weight", 1.6EN)

[55] 1.6ES
"La habilidad de una mujer de quedar embarazada [...]" ("A woman's ability to get pregnant [...]", 1.6EN)
[56] 1.7ES
"Puede ser que la mujer no busca o recibe tratamiento tan pronto como el hombre" ("It may be that women don't seek or receive treatment as soon as men", 1.7EN)
[57] 1.7ES
"Fumar es un factor de riesgo muy importante *para enfermedad* del corazón en la mujer" ("Smoking is a major risk factor for heart disease in women", 1.7EN)
[58] 1.7ES
"[...] su médico puede recomendarle medicamento para que usted tome" ("your doctor may recommend medicine for you to take", 1.7EN)
[59] 1.7ES
"pídale a su médico que se lo chequee" ("ask your doctor to check it", 1.7EN)
[60] 1.7ES
"Para hacer ejercicios adentro usted también puede usar un equipo de condicionamiento físico como bicicletas estáticas, bandas eléctricas llamadas sin fin y máquinas para esquiar" ("You can also use fitness equipment like exercise bicycles, treadmills and ski machines when exercising indoors", 1.7EN)
[61] 1.7ES
"Hable con su médico acerca de empezar un programa de ejercicios" ("Talk to your doctor before starting an exercise program", 1.7EN)
[62] 1.7ES
"Tener un padre o un hermano con enfermedad [...]" ("Having a father or brother with heart disease [...]", 1.7EN)
[63] 1.7ES
"[...] si usted tiene enfermedad de la arteria coronaria" ("if you have coronary artery disease", (1.7EN)
[64] 1.7ES
"[...] puede ayudar a disminuir *a un mínimo* los síntomas de la menopausia [...]" ("can help minimize the symptoms of menopause [...]", 1.7EN)

Junto con estos ejemplos encontramos otros a lo largo del subcorpus bilingüe que no pueden atribuirse necesariamente a la influencia del inglés, sino a errores de diferente carácter en la propia lengua, como:

- *Señas* y síntomas (selección léxica)
- Beba alcohol *en* moderación (rección preposicional)
- Aconséjeles sobre alternativas como una nutrición y ejercicio *saludables*" (concordancia)

- La infertilidad masculina es cuando una pareja sexualmente activa..." (anacoluto)
- El *retrocedimiento* de la esperma (léxico incorrecto)
- mas, algun (ortografía)
- Si usted *usa* drogas (selección léxica)
- Asegúrese de avisarle a su médico (redundancia gramatical)

En conclusión, los ejemplos aportados muestran que existe un mayor nivel de corrección formal en los textos en inglés, en general; y una tendencia al calco sintáctico y léxico evidente en los textos españoles del subcorpus bilingüe.

4.5. Macroestructura

Abordaré, por último, el análisis de la estructura del género, sin tomar en consideración algunos rasgos derivados de su publicación en una página web (formato electrónico), lo que conlleva como es sabido la aparición, en la mayoría de casos, de directorios, ventanas de búsqueda, vínculos para imprimir, enviar un e-mail, enviar la información a otra persona, etc., que son elementos comunes al medio en que aparecen los textos en 4 de las 5 páginas seleccionadas: <Saludalia.com>, <UpToDate> y <www.who.int> y <Famliydoctor.org>, y que no son privativos del género. Únicamente señalaré, como particularidad, que la única de las páginas seleccionadas que no utiliza los elementos formales característicos de dicho formato electrónico es la de <www.hormone.org>, cuyos textos presentan exactamente la misma estructura que los textos publicados en papel (se trata, pues, de los llamados por Posteguillo y Piqué, 2007 *géneros digitales replicados*, es decir, textos en pdf que se publican en un medio electrónico, pero que no tienen el formato y las convenciones habituales del medio).

En el caso de los textos españoles (2.1 a 2.8ES), extraídos de *Saludalia*, encontramos una estructura idéntica, que comienza por el tema que se va a tratar, en todos los casos explicado en una línea como derivación de una página informativa más general:

[65] 1.6ES Vivir sano> Adicciones > Abuso de esteroides anabolizantes
[66] 2.6ES Enfermedades> Infeccionsas> Sífilis
[67] 2.8ES Salud de la Mujer> Enfermedades> Diagnóstico y tratamiento del cáncer de mama

A continuación, se presenta un pequeño directorio denominado *Vista rápida*, en el que se incluyen los diferentes apartados informativos que conforman el texto –que suelen ser 4 ó 5 (sólo en un caso se llega hasta 12)– y continúa con la exposición breve de la información de cada uno de esos apartados.

[68] 2.1ES
Introducción
El abuso de esteroides anabolizantes
Forma de consumo
Peligros para la salud
La extensión del fenómeno
Dónde obtener más información

Todos los textos finalizan con la fecha, el nombre del autor y la adscripción médica (hospital/universidad) del mismo.

[69] 2.4ES
Fecha de publicación: Marzo de 2001
Dr. Santiago Palacios
Médico especialista en Ginecología y Obstetricia
Director del Instituto de Salud y Medicina de la Mujer

En la mayoría de los casos la información va acompañada por una o dos fotografías/dibujos o por gráficos, para facilitar la comprensión de la misma. Llama la atención la utilización, dentro de un mismo apartado, de diferentes tipos y tamaños de letra (más allá de la utilización de la negrita en los subtítulos de apartados). La longitud de los textos, por último, oscila entre 2 y 5 páginas.

Por lo que respecta a los textos en inglés, la macroestructura difiere sensiblemente entre los textos de las dos páginas seleccionadas. Así, en los textos de *UptoDate* encontramos, en todos los casos, al inicio, una información en recuadro en la que se advierte del carácter complementario –y no sustitutivo del consejo médico– de las informaciones proporcionadas (en este sentido, coincide plenamente con las informaciones obtenidas en el *Focus-group*, véase anexo 3).

[70] 2.5EN
The content on the UptoDate® website is not intended nor recommended as a substitute for medical advice, diagnosis, or treatment. Always seek the advice of your own physician or other qualified health care professional regarding any medical questions or conditions. The use of this website is governed by the UpToDate Terms and conditions (click here) © 2007 UpToDate, Inc.

Posteriormente, aparece el título del texto que, en todos los casos, va introducido por *Patient Information*, como entrada al tema que se va a abordar:

[71] 2.6EN Patient Information: Sexual problems in women

Con lo que se está reconociendo explícitamente el género al que pertenece la información que se va a exponer.

También al inicio, pero esta vez en el margen izquierdo de la página, aparece un pequeño directorio con los diferentes apartados del texto, llamado *Outline of Topic*. El número de apartados oscila, como en el caso español de *Saludalia*, entre los 6 y los 9 apartados, que se presentan en mayúsculas (títulos) y que incluyen, además, subapartados:

[72] 2.2.EN
TREATMENT
– Treatment of hypothalamic or pituitary deficinecy
– Other conditions
– Genital infection
– Retrograde ejaculation
– Varicocele
– Obstruction

Sin embargo, en esta página existen algunos apartados recurrentes, que aparecen en todos los textos: *Introduction, Treatment, Where to get more information* y *References*. Por lo demás, cada uno de los apartados incluye asismismo una breve información acerca del problema tratado, que se presenta con el mismo tipo y tamaño de letra. A diferencia de lo que ocurre en los textos en español, los de *UptoDate* no van acompañados de fotografías ni de gráficos ilustrativos, lo que quizás les confiere un carácter menos "explicativo". Además, en este caso el nombre del autor o autores se presenta al inicio, sin explicitar su adscripción: simplemente se justifica su "rango": MD (*Medicine Doctor*) o MPH (*Master of Public Health*), quizás porque es la propia organización la que asume el contenido de los textos. Por último, la longitud oscila entre las 3 y las 9 páginas, lo que, teniendo en cuenta la inexistencia de elementos de apoyo gráfico, como hemos visto, supondría la existencia de una mayor cantidad de contenidos.

Por lo que respecta a la página de la WHO, se inicia también con la adscripción de los textos a un género: *Fact Sheet*; el número correspondiente y la fecha:

[73] 2.3.E N
Fact Sheet N° 317
February 2007

A continuación aparece el título del texto y los diferentes apartados, en los que se incluye información breve sobre el aspecto tratado en cada caso. En esta página no encontramos un directorio-resumen previo de contenidos, como en los casos anteriores, si bien sí que encontramos de nuevo apartados que se repiten en la mayoría de los textos, p.e. uno denominado *What is/are...*, o el apartado final *For more information contact*. El tipo y tamaño de letra también es en este caso, como en el anterior, homogéneo ya que sólo encontramos variaciones de tamaño y tipo entre los títulos y el texto. Además, los textos tampoco van acompañados de fotografías ni de gráficos ilustrativos y no aparece autor ni adscripción, lo que supone que la organización se hace responsable de todos los contenidos. La extensión oscila entre 1 y 4 páginas y, si bien es cierto que el tamaño de letra utilizado es menor que el de los textos de *UptoDate*, podríamos afirmar que la cantidad de información es también menor.

Por último, en los textos bilingües de <Familydoctor.org> encontramos un esquema bastante similar al de los casos anteriores. Así, el texto comienza con el título, que en este caso aparece con un tamaño de letra mayor que en los anteriores; y, al mismo nivel, en el margen izquierdo de la página, un directorio en el que aparecen los diferentes apartados de que consta el texto (que también oscilan entre 4 y 7).

[74] 1.4.EN
– Advice for women
– Are woman at risk?
– What I do I need to know about heart disease and heart attacks?
– What can I do to protect myself?
– Will medicine lower my risk of heart disease and heart attacks?
– Can estrogen replacement therapy reduce my risk for heart disease?

A continuación se expone brevemente la información de cada uno de los apartados y, al igual que ocurría en algunas páginas ya analizadas, el texto no va apoyado por imágenes ni gráficos. La extensión de los textos oscila entre las 3 y las 5 páginas y en todos los casos en inglés encontramos un apartado final de *Source*:

[75]1.4.EN
Source
American Academy of Family
Physicians

Sin embargo, es significativo el hecho de que, a pesar de que en principio se trata de textos bilingües, publicados simultáneamente en ambas lenguas, en los textos españoles no aparezca dicha sección de *Fuente* y, además, se incluya en ellos información acerca de otras organizaciones similares a la <Familydoctor.org> (información que no está presente en la versión inglesa). Este hecho, sin duda, explica, por un lado, que no se trata de textos paralelos, sino de traducciones del inglés al español (como muestran también algunos rasgos de corrección formal, vid. supra); y, por otro, que el público al que van dirigidas las traducciones puede estar poco familiarizado con las organizaciones de salud americanas, y de ahí la inclusión de más información al respecto.

Respecto a los textos extraídos de <Hormone.org>, como hemos apuntado, presentan ciertas diferencias respecto a todos los anteriores por lo que a macroestructura se refiere. Así, en primer lugar, no encontramos ningún directorio de resumen de contenidos, sino un encabezamiento, de un color distinto al resto del texto, en el que aparece sobreimpresionado, a la izquierda, en todos los casos (tanto en inglés como en español) el título *Hormones & You*; y, a la derecha, la dirección de la página de la organización <www.hormone.org> y el logo de la misma (dibujo y *The Hormone Foundation*).

A continuación, aparece el título del texto, en minúsculas pero en un tamaño grande (aprox. 20):

[76] 1.1EN Breast Cancer Prevention
[77] 1.1.ES Prevención de Cáncer mamario

Asimismo, en todos los textos, tanto en español como en inglés, aparece en un lateral (derecho en inglés e izquierdo en español) un recuadro vertical azul con el título del texto en mayúsculas, lo que podría interpretarse como un rasgo de identificación prototípico de los coleccionables.

Respecto a la información, aparecen entre 4 y 5 apartados, precedidos de un titular en negrita, en los que se describe brevemente el aspecto abordado. Como ya ocurría en otros casos analizados, existen algunos apartados recurrentes o secciones fijas en los textos: *What is....?/¿Qué es...?; Who is at risk for...?/ ¿Quién está a riesgo...?; What should you do with this information?/¿Qué debe hacer con esta información? y Resources/Recursos*.

Como particularidad, y como ya hemos visto, en esta web existe una clara tendencia a utilizar la interrogación como medio para iniciar la transmisión de la información. Además, y a diferencia de los demás medios analizados, en este caso la extensión de cada texto no supera en ningún caso una página, hecho que es fácilmente explicable porque se utiliza –a diferencia de lo que ocurre en los demás casos– la disposición en triple columna; con lo que podríamos afirmar que la cantidad de información que se transmite no es necesariamente menor que en los otros textos analizados.

Los textos, al igual que ocurría en otros casos, ofrecen al final información acerca del autor –editor en este caso– y de su rango, MD, pero no de su adscripción, con lo que la propia organización responde de la pertinencia profesional de quienes publican en sus medios de difusión. Aparece, asimismo, la fecha de publicación:

[78] 1.2EN
EDITORS:
James W. Findling, MD
William F. Young Jr., MD
January 2007
[79] 1.2ES
EDITORES:
James W. Findling, MD
William F. Young Jr., MD
Enero 2007

En definitiva, podemos afirmar que existen ciertas similitudes en la configuración de los textos del género seleccionado para el corpus:

- extensión variable, pero muy similar (entre 1 y 5 páginas la mayoría);
- configuración tipográfica parecida, con combinación de letras de tamaño distinto y utilización de negrita;
- datos recurrentes, como la fecha de publicación, la adscripción del autor o su rango;
- apartados recurrentes, como el directorio de contenidos u otras secciones específicas en el interior de los textos.

Y que muchos de ellos cumplen con las convenciones que autores como Wright (1999) o Montalt y González Davies (2007) les atribuyen: utilización de titulares y subtítulos; exposición de la enfermedad y, a través de breves apartados, desglose de su tratamiento; utilización de interrogaciones y paráfrasis, utilización de elementos de soporte visual, a veces, etc. Sin embargo, también existen diferencias reseñables, derivadas fundamentalmente del medio de difusión (algunas se podrían atribuir a políticas editoriales, como el tipo de adscripción del emisor o la utilización o no de elementos gráficos, que no son tan frecuentes en este corpus como sería esperable, como hemos visto) y del modo en que se manifiestan como "géneros cibernéticos" (formato electrónico –*géneros digitales emergentes*– o formato papel –pdf– para publicarse en un medio electrónico –*géneros digitales replicados*).

5. Conclusión

A partir de la información precedente podemos afirmar que el género *Información para pacientes/Fact Sheet for patients* forma parte de los géneros médicos reconocidos en las culturas hispana y anglófona, si bien en esta última, probablemente por una cuestión de albabetización funcional en salud, está más institucionalizado, por lo que presenta menor variedad denominativa que en español, entre otros rasgos. De nuestro análisis se deriva, además, que la función básica del género es la de servir de apoyo informativo en soporte papel/digital para personas con determinados problemas, es decir, representa una ampliación de lo que el médico explica en la consulta al paciente (y no puede considerarse, por tanto, sustituto de la información médica).

Una vez realizado el análisis contrastivo inglés-español de los aspectos fundamentales en relación con el género *Información para pacientes*, siguiendo la metodología empírico-descriptiva propuesta, estamos ya en disposición de comprobar la validez de las hipótesis planteadas al inicio de este trabajo.

a) Respecto a la primera de las hipótesis, relacionada con la menor fijación convencional, tanto en español como en inglés, del género *Información para pacientes* frente a otros géneros de información médica más especializados, y su pertenencia, por tanto, al registro divulgativo, se ha comprobado que efectivamente se confirma, puesto que del análisis de la macroestructura se deriva la existencia de algunas diferencias entre los textos seleccionados, todos ellos pertenecientes al género.

Así, se ha planteado una primera distinción entre los *géneros digitales replicados* y los *géneros digitales emergentes* (Posteguillo y Piqué, 2007). Pero, más allá de ésta, de la investigación se deduce la existencia de determinados rasgos optativos, como la utilización de interrogaciones, la utilización de elementos gráficos de apoyo o la adscripción del emisor, que se incluyen en algunos ejemplares y en otros no, probablemente por una cuestión de política editorial. Es verdad que existen determinados rasgos recurrentes que otorgan al género cierta cohesión, como la utilización de titulares y apartados breves para explicar la información, la extensión aproximada de los textos que representan el género, la utilización de paráfrasis explicativas, la referencia a la necesidad de obtener mayor información por parte del receptor o la información telegráfica. Por no aludir a las convenciones derivadas de la publicación en un medio digital (directorios, etc.). Pero, con todo, existe cierta flexibilidad que nos confirma la menor fijación convencional de la que hablaba.

A ello podemos unir los resultados del análisis de la frecuencia categorial y, directamente ligado a ello, en el aspecto léxico, la utilización de colocaciones estadísticas, aspectos ambos que ayudan a reforzar la hipótesis de que estamos frente a un género de divulgación y, en ese sentido, menos constreñido por las convenciones que los géneros de especialidad.

Así, el análisis de la frecuencia de las categorías preposición, conjunción y adverbio confirma que ésta es similar a la del registro general de la lengua. Si bien, siguiendo la tendencia del lenguaje científico, la preposición es la más frecuente de las tres categorías, también es cierto que no existen diferencias significativas entre las frecuencias del corpus analizado y las del corpus de referencia (lo que reforzaría, otra vez, la hipótesis de la divulgación). A ello podemos unir la escasez en el corpus de conectores complejos (del tipo *por tanto*, *sin embargo*, etc.), habituales en los textos de especialidad, lo que confirma la finalidad informativa (y divulgativa) básica de los textos de este género. Por último, la aparición de verbos de descripción, directamente relacionados con la estructura retórica, y el predominio absoluto de los verbos auxiliares *ser* y *tener* (evaluativos), al igual que en el registro general, confirma la similitud del género estudiado con dicho registro.

Por otra parte, del análisis de la cohesión léxica se deriva la presencia en el género, en ambas lenguas, de *léxico especializado banalizado* para denominar a los participantes en la situación comunicativa, el

Conclusión

proceso que representa y el producto que resulta de la misma, hecho que refuerza la hipótesis de la divulgación. Junto con ello, el análisis de las colocaciones estadísticas arroja resultados claramente paralelos por lo que respecta a la distribución de los citados lexemas en ambos corpus, tanto en lo que a frecuencia se refiere, como en la aparición en esquemas colocacionales similares, en un altísimo porcentaje combinados con palabras gramaticales. Todo ello conduce a la conclusión provisional (a falta de realizar un estudio con un corpus más amplio) de que el uso del léxico especializado banalizado de este género en ambas lenguas es muy similar (entre ellas y respecto a los corpus de referencia de la lengua general consultados para cada caso), lo que confirma en definitiva la hipótesis de la divulgación, por la similitud con las estructuras habituales del registro estándar.

Por tanto, concluyo con Gledhill (2000: 206) que: "[...] there is no reason to believe that scientific texts are wholly separate from the general language or that they do not interact with or derive new modes of expression fromk everyday speech".

b) Respecto a la segunda de las hipótesis, relacionada con la mayor permeabilidad del *Información para pacientes* a la cultura que lo acoge, con lo que las diferencias de contexto médico podrían determinar algunas características del género, si bien es cierto que existen páginas web en las que se incluye información específica para hispanos, mujeres, etc.; y que, como resultado del *Focus-group* se ha constatado la necesidad de iniciativas que presenten la información médica a cada comunidad cultural:

> 5. En España, me comentaba B el otro día, que tenéis folletos en diferentes lenguas en función de cómo va cambiando la población, en función de los inmigrantes...
>
> B. En español, no lo tenemos... Hay alguna gente que lo tiene. Deberíamos tenerlo, que es diferente...
>
> E. Entonces, en este caso, ¿pensáis que la información médica podría llegar a toda esta gente, a esta población de inmigrantes?
>
> B. Si no está traducida, no.

6. Porque, por vuestra experiencia, estos textos de información para pacientes en Internet ¿en qué lenguas se pueden leer?

B. Se deberían poder leer en todas las lenguas.

E. Sí, pero, en realidad ¿en qué lenguas están disponibles?

B. En inglés, y lo otro es traducción *spanglish*...

Ninguno de estos dos aspectos se ha podido deducir del análisis del corpus seleccionado.

Por último, aunque de la investigación llevada a cabo con el género *Información para pacientes* se podría derivar la existencia de una mayor alfabetización funcional en salud en el ámbito anglófono (manifestada en el mayor reconocimiento cultural del género –tipificado en la denominación, por ejemplo–), no hemos podido comprobar que ello tenga como consecuencia la existencia de diferencias significativas ni en el tipo de información vehiculada por el género en ambas lenguas, ni en la forma de vehicularla (no se observa una mayor complejidad formal).

Por lo tanto, no podemos constatar esta segunda hipótesis a partir del análisis del corpus seleccionado.

c) Finalmente, la tercera de las hipótesis defendía que, al tratarse de un género más "accesible" a la población, podrían darse también diferencias significativas en el aspecto lingüístico, no sólo las derivadas de las diferencias entre los sistemas lingüísticos (español/inglés), sino también de registro (*Variaciones contrastivas*, Posteguillo y Piqué, 2007). A ello habría que unir la posible existencia de textos en español que funcionan como original pero que, presumiblemente, son traducciones del inglés (dado que la mayor difusión informativa suele proceder de organismos e instituciones relacionadas con la salud que utilizan el inglés como lengua vehicular). En función de los resultados del análisis, se ha comprobado que, a pesar de que debería tratarse de un género accesible, y que en general cumple con muchas de las características de los géneros de divulgación (paráfrasis, interrogaciones, apelativos, elementos gráficos, etc.), como hemos visto, el grado de accesibilidad al público es, en ocasiones, limitado y se necesita cierto nivel formativo para poder acceder a la información en condiciones.

Así, a veces el registro es más elevado de lo previsible y en un mismo texto podemos encontrar manifestaciones de formalidad medio-alta, por ejemplo mediante uso de terminología específica o utilización de sintaxis compleja; y manifestaciones que acercan el texto al lector. En este sentido, se confirmaría también la existencia de cierta relación de interdependencia con los géneros de investigación, dentro de un mismo sistema de géneros, como hemos visto.

Ahora bien, respecto a las *variaciones contrastivas*, del análisis del corpus no se puede derivar la existencia de dichas variaciones en el género estudiado ya que el lenguaje médico utilizado en ambas lenguas es muy similar, como hemos podido comprobar. Aspecto éste fundamental para el traductor, que deberá ser consciente de la similitud de registro del género en inglés y en español.

Por lo que respecta a la corrección, a partir de nuestro análisis podemos confirmar que los textos españoles que aparecen en las páginas bilingües son traducciones del inglés puesto que hemos podido comprobar la existencia de multitud de calcos (ortográficos, gramaticales y léxicos) que así lo demuestran. Este resultado podría abonar la hipótesis de que las grandes organizaciones de salud anglófonas (fundamentalmente las americanas) saben de la necesidad de difundir la información entre la población no anglohablante, especialmente la hispana, por su importancia pero, por un lado, recurren a la traducciones de sus textos originales –y no a la redacción original en español; y, por otro, en general no se preocupan especialmente de la calidad del resultado, por lo que en muchas ocasiones podremos encontrar en muchos de los textos lo que en el *Focus Group* los doctores calificaban como *spanglish*. El recurso a profesionales de la traducción, por tanto, podría resolver el problema de la calidad de las traducciones publicadas en los medios de difusión de los organismos internacionales de salud.

En definitiva, el análisis ha mostrado la pertinencia de realizar estudios descriptivos y contrastivos de los géneros, que puedan ayudar a mejorar la sistematización de todos los elementos significativos de los mismos para el uso (semi) profesional, bien de cara a su redacción, bien de cara a su traducción.

El análisis contrastivo del género *Información para pacientes en español* y en inglés ha permitido encontrar ciertas regularidades y similitudes de diferente carácter tanto en la manifestación textual del mismo como en la(s) situación(es) de uso, pero también algunas diferencias, que el traductor deberá tener en cuenta a la hora de llevar a cabo la transacción comunicativa. Es cierto que el fenómeno de la globalización está "afectando" a determinados géneros (sobre todo a los divulgativos), que tienden a homogeneizar cada vez más su configuración estructural (externa e interna) y sus contenidos; pero no lo es menos que existen todavía diferencias culturales y lingüísticas (diferencias de actualización e interpretación, a veces, por parte de los receptores de la información) que demandan la atención de los profesionales de la traducción para conseguir que, cuando sea necesaria la traducción del género, se consiga una *covert translation* (J. House), que cumpla con las expectativas de los receptores de la cultura meta.

Bibliografía

AUSTERMÜHL, F. (2001): *Electronic Tools for Translators*, Manchester, St. Jerome.
BLANCO, A. y U. GUTIÉRREZ (2002): "Legibilidad de las páginas web sobre salud dirigidas a pacientes y lectores de la población general", *Revista Española de Salud Pública*, 76, n° 4, pp. 321–331.
BAKER, M. (1995): "Corpora in Translation Studies: An Overview and Some Suggestions for Future Research", *Target 7 (2)*, pp. 223–243.
— (1996): "Corpus-based translation studies: the challenges that lie ahead" en H. SOMERS (ed.): *Terminology, LSP and Translation. Studies in Language engineering in honour of Juan Sager*, Amsterdam/Philadelphia, John Benjamins.
— (2000): "Towards a Methodology for Investigating the Linguistic Behaviour of Professional Translators", *Target 12 (2)*, pp. 241–266.
— (2004): The treatment of variation in corpus-based Translation Studies", en K. Aijmer & H. Hasselgard (eds.): *Translation and Corpora*, Göteborg, Acta Universitatis Gothoburgensis, pp. 7–19.
BHATIA, V. K. (1993): *Analysing Genre. Language Use in professional settings*, Essex, Longman.
— (1999): "Integrating products, processes, purposes and participants in professional writing", en CANDLIN, C. N. y K. HYLAND (eds.): *Writing: Texts, Processes and Practices*, Londres, Longman, pp. 21–40.
— (2004): *Worlds of Written Discourse: A Genre-Based View*, London & N. York, Continuum International Publishing Group.
BAWARSI, A. (2000): "The Genre Function", *College English, vol. 62, number 3*, pp. 335–360.
BAZERMAN, CH. (1994): "Systems of genres and the enactment of social intentions", en A. FREEDMAN y P. MEDWAY (eds.): *Genre and the New Rethoric*, Londres, Taylor & Francis Ltd, pp. 79–101.

— (1999): "Introduction: Changing Regularities of Genre", *IEEE Transactions on Professional Communication, vol. 42, nº 1*, pp. 1–3.
BAZERMAN, CH. ET AL. (2003): "The Production of Information for Genred Activity Spaces. Informational Motives and Consequences of the Environmental Impact Statement", *Written Communication, vol. 20, nº 4*, pp. 455–477
BELTRÁN, A. (2005): "Parámetros genológicos en la estructura y planificación de un curso de traducción especializada", en García Izquierdo, I. (ed.): *El género textual y la traducción. Reflexiones teóricas y aplicaciones pedagógicas*, Berna, Peter Lang, pp. 241–267.
BERKENKOTTER, C. y T. N. HUCKIN (1994): *Genre Knowledge in Disciplinary Communication: Cognition/Culture/Power*, Nueva Jersey, Lawrence Erlbaum Associates.
BIBER, D. (1994): "Corpus-based approach to issues in applied linguistics", *Applied Linguistics, 15-2*, pp. 169–189.
BORJA ALBI, A. (2005): "Organización del conocimiento para la traducción jurídica a través de sistemas expertos basados en el concepto de género textual", en I. GARCÍA IZQUIERDO (ed.): *El género textual y la traducción*, Berna, Peter Lang, pp. 37–68.
BORJA, A., I. GARCÍA IZQUIERDO y V. MONTALT (e.p): "Research methodology in specialized genres for translation purposes", *The Interpreter and Translator Trainer, I. Mason editor*, Special Issue *Doctoral Research Training*, St. Jerome.
BOWKER, L. (1999): "The Design and Development of a Corpus-based Aid for assessing Translations", TEANGA, 18.
— (2000): "A Corpus-Based Approach to Evaluating Student Translations", *The Translator 6 (2)*, pp. 183-210.
C. VALERO E I. DE LA CRUZ CABANILLAS (eds.) (2001): *Traducción y Nuevas Tecnologías. Herramientas auxiliares del traductor*, Universidad de Alcalá, Servicio de Publicaciones.
CABRÉ CASTELLVÍ, M. T. (1999): "Fuentes de información terminológica para el traductor", en M. PINTO y J. A. CORDÓN (eds.), pp. 19–40.
— y BACH (2005) (eds.): *Coneixement, llenguatge i discurs especialitzat*, Barcelona, IULA, Sèrie Monografies.
— y R. ESTOPÀ (2005): "Unidades de conocimiento especializado:

caracterización y tipología", en CABRÉ CASTELLVÍ, M. T. y C. BACH (eds.), pp. 69–95.
CANDLIN, C. N. y K. HYLAND (eds.) (1999): *Writing: Texts, Processes and Practices*, Londres, Longman.
CASTELLÀ, J. M. (1995): "Diversitat discursiva i gramàtica", *Revista de didàctica de la Llengua i la Literatura*, vol. 4, pp. 73–84.
— (1996): *Las tipologías textuales y la enseñanza de la lengua. Sobre la diversidad, los límites y algunas perversiones*, Textos de didàctica de la Lengua y la Literatura, n° 10, Graó, Barcelona.
CORPAS PASTOR, G. (2004): "Localización de recursos y compilación de corpus via Internet: Aplicaciones para la didáctica de la traducción médica especializada", en GONZALO GARCÍA y V. GARCÍA YEBRA (eds.): *Manual de documentación y terminología para la traducción especializada*, Madrid, Arco, pp. 223–257.
CHESTERMAN, A. (1998): *Constrastive Functional Analysis*, Amsterdam, Philadelphia, John Benjamins.
EBELING, J. (1998): "Contrastive Linguistics, Translation and Parallel Corpora", META, *43 (4)*, p. 602–615.
ELENA, P. y J. DE KOCK (eds.) (2006): *Gramática y traducción*, Ediciones Universidad de Salamanca.
EZPELETA, P. V. MONTALT e I. GARCÍA IZQUIERDO (2007): "Developing Communicative and Textual Competence through Genres", *Translation Journal* 12(2), Issue april.
FERNÁNDEZ, P. y S. PÉRTEGAS (2002): "Investigación cuantitativa y cualitativa", *Cuaderno de Atención Primaria*, 9, pp. 76–78.
GAMERO PÉREZ, S. (2001): *La traducción de textos técnicos*, Barcelona, Ariel.
GARCÍA IZQUIERDO, I. (1998): *Mecanismos de cohesión textual. Los conectores ilativos en español*, Castellón, Servei de publicacions de la Universitat Jaume I.
— (1999): *Contraste lingüístico y Traducción. La traducción de los géneros textuales*, Monográfico LYNX, vol. 23.
— (2000a): *Análisis textual aplicado a la traducción*, Valencia, Tirant lo Blanch.
— (2000b): "The Concept of Texttype and its Relevance to Translator Training", *Target 12 (2)*, pp. 283–295.

— (2002): "El género: plataforma de confluencia de nociones fundamentales en didáctica de la traducción", *Revista Discursos. Série Estudos de Tradução, n° 2*, Universidade Aberta, Lisboa.
— (2005a): "Traducción", en A. LÓPEZ GARCÍA y B. GALLARDO (eds.): *Conocimiento y Lenguaje*, Valencia, Servei de Publicacions de la Universitat de València, Cap. 9, pp. 325–360.
— (2005b): "El género y la lengua propia: el español de especialidad" en García Izquierdo (ed.): *El género textual y la traducción. Reflexiones teóricas y aplicaciones pedagógicas*, Berna, Ed. Peter Lang, pp. 117–135.
— (2005c): "Estudios recientes en traductología basados en corpus: el corpus electrónico GENNTT", *VII Seminário sobre traduçao científica e técnica em Língua Portuguesa*, Unión Latina, Lisboa.
— (2005d): "Corpus electrónico, género textual y traducción. Metodología, concepto y ámbito de la Enciclopedia electrónica para traductores Gentt", META, *vol 50 (4)*. Edición CDRom.
— (ed.) (2005): *El género textual y la traducción. Reflexiones teóricas y aplicaciones pedagógicas*, Berna, Ed. Peter Lang.
— (2006a): "Neutral Spanish, Spanish and Medical translation. A case of Heterodoxy", *Translation Journal, vol. 10-3*, <http://accurapid.com/journal/37neutro.htm>.
— (2006b): "El español neutro y la traducción de los lenguajes de especialidad", *Sendebar, n° 17*, pp. 149–169.
— (2007): "Los géneros y las lenguas de especialidad", en E. Alcaraz Varó, J. Mateo y F. Yus (eds.): *Las lenguas profesionales y académicas*, Barcelona-Alicante, Ariel-IULMA, pp. 119–127.
— y V. MONTALT (2002a): "Translating into Textual Genres", *Linguistica Antverpiensia, vol. 1*, Bruselas, pp. 135–143.
— y E. MONZÓ (2003a): "Enciclopedia electrónica de géneros para la traducción", A. Alcina y S. Gamero (eds.): *La traducción científico-técnica y la terminología en la sociedad de la información*, Castellón, Servei de publicacions de la Universitat Jaume I.
— y E. MONZÓ (2003b): "Corpus de géneros GENTT. Una enciclopedia para traductores", E. Sánchez Trigo y O. Díaz Fouces (eds.): *Traducción & Comunicación, vol. 4*, Servicio de publicacións Universidade de Vigo, pp. 31–55.

- (2003c): "Una enciclopedia para traductores. Los géneros de especialidad como herramienta privilegiada del traductor profesional", en R. Muñoz Martín (ed.): *Actas del I Congreso Internacional de AIETI*, Granada, Universidad de Granada, pp. 83–97.
- (2004): "Traducir con corpus de géneros", *Revista de la Facultad de Lenguas Modernas, nº 7*, Universidad Ricardo de Palma, Lima, Perú, pp. 45 ss.
- ET AL. (2006c): "Enciclopèdia electrònica de gèneres. Anàlisi i descripció dels gèneres especialitzats i aplicacions a la traducció", *II Jornada Xarxa temàtica llenguatges d'especialitat*, setembre 2001, València, Universitat de València.
GARCÍA PALACIOS, J. (2001): "En los límites de la especialidad: los textos de divulgación científica", en Bargalló et al. (eds.): *Las lenguas de especialidad y su didáctica*, Tarragona, Universitat Rovira i Virgili, pp. 157–168.
GLENDHILL, C. J. (2000): *Collocations in Science Writing*, Tübingen, Gunter Narr Verlag.
GÖPFERICH, S. (1995): "A Pragmatic Classification of LSP texts in Science and Technology", *Target 7 (2)*, pp. 305-326.
GUTIÉRREZ, B. 1998. *La ciencia empieza en la palabra. Análisis e historia del lenguaje científico*. Barcelona: Ed. Península.
- 2005. "La medicina, sus mundos y sus lenguajes." In T. Cabré and C. Bach (eds.): *Coneixement, llenguatge i discurs especialitzat*, Barcelona: IULA, 131 ss.
- (ed.) 2003. *Aproximaciones al lenguaje de la ciencia*, Burgos, Fundación Instituto Castellano y Leonés de la Lengua.
HALLIDAY, M. A. K. I HASAN, R. (1985): *Language Context and Text. Aspects of Language in a social-semiotic perspective*, Victoria, Deakin University Press.
HARRIS, M. (1995): *Cultural anthropology*, New cork, Harper Collins.
HATIM, B. e I. MASON (1990/1995): *Teoría de la traducción. Una aproximación al discurso*, Barcelona, Ariel. Traducción de Salvador Peña.
HATIM, B. (2001): *Teaching and Researching Translation*, London, Longman.
HIGUERAS CALLEJÓN ET AL. (2003): "Calidad de la información para

pacientes en español a través de Internet", <http://bioetica_debat.org/contenidos/PDF/2007/calinfpacientes.pdf>.

HURTADO ALBIR, A. (2001): *Traducción y Traductología*, Madrid, Cátedra.

HYLAND, K. (2000): *Disciplinary Discourses: Social Interactions in Academic Writing*, Harlow, U.K, Pearson Education.

KENNY, D. (2001): *Lexis and Creativity in Translation. A corpus-based Study*, Manchester, St. Jerome.

KRESS, G. (1985): *Linguistic Processes in Sociocultural Practice*, Victoria, Deakin University Press.

LAVIOSA, S. (1998) (ed.) *L'approche basée sur le corpus / The corpus-based approach*, Nº especial META Vol. 43 (4).

— (2002): *Corpus-based Translation Studies*, Amsterdam, Rodopi.

— (2003): "Corpora and Translation Studies", S. Granger, J. Lerot and S. Petch-Tyson (eds.): *Corpus-Based Approaches to Contrastive Linguistics and Translation Studies*, Amsterdam. Rodopi, pp. 45–54.

MALMKJAER, K. (2003): "On a pseudo-subversive use of corpora in translator training", en F. Zannettin, S. Bernardini and D. Stewart (eds.), pp. 119-134.

MAYOR SERRANO, B. (2005): "Análisis contrastivo (inglés-español) de la clase de texto «folleto de salud» e implicaciones didácticas para la formación de traductores médicos", *Panace@, vol VI, nº 20*, pp. 132–141.

MARTIN, J. R. (1984): "Language, Register and Genre", in Christie, F. (ed.): *Children Writing reader*, Geelong, Deakin University Press, pp. 21–29.

— (1992): *English Text: System and Structure*, Amsterdam, John Benjamins.

— (2000): "Grammar meets Genre – reflections on the *Sidney School*", Inaugural Lecture Sidney University Arts Association.

MARTIN ZORRAQUINO, M. A. y J. PORTOLÉS LÁZARO (1999): "Los marcadores del discurso", en I. Bosque y V. Demonte (eds.): *Gramática descriptiva de la lengua española*, vol. 3, Madrid, Espasa-Calpe, p. 4051 ss.

MONZÓ NEBOT, E. (2002): *La professió del traductor jurídic i jurat*, Tesis doctoral, Universitat Jaume I.

— (2005): "Reeducación y desculturación a través de géneros en traducción jurídica, económica y administrativa", en GARCÍA IZQUIERDO, I. (ed.): *El género textual y la traducción. Reflexiones teóricas y aplicaciones pedagógicas*, Berna, Peter Lang, pp. 69–92.

MONTALT, V. (2005b): *Manual de traducció científico-tècnica*, Vic, Eumo Editorial.

— (2005b): "El género como espacio de socialización del estudiante de traducción científico-técnica", GARCÍA IZQUIERDO, I. (ed.): *El género textual y la traducción. Reflexiones teóricas y aplicaciones pedagógicas*, Berna, Peter Lang, pp. 19–36.

— e I. GARCÍA IZQUIERDO (2002): "Multilingual corpus-based research of medical genres for translation purposes: the medical corpus of the GENTT project", *Actes del Congrés Traduir la Ciència*, Barcelona, Universitat Pompeu Fabra.

— y M. GONZÁLEZ DAVIES (2007): *Medical Translation Step by Step*, Manchester, St. Jerome Publishing.

MORGAN, D. L. (1988): *Focus Group as a Qualitative Research*, Newbury Park, CS, Sage.

NEUBERT, A. y G. SHREVE (1992): *Translation as text*, Kent-Ohio-Londres, The Kent State University Press.

OLIVER DEL OLMO, S. (2004): *Análisis contrastivo español/inglés de la atenuación retórica en el discurso médico: el artículo de investigación y el caso clínico*, Tesis doctoral inédita, Universitat Pompeu Fabra.

OLOHAN, M. (ed.) (2000): *Intercultural Faultlines, Research Models in Translation Studies 1. Textual and Cognitive Aspects*, Manchester, St. Jerome.

— (2004): *Introducing Corpora in Translation Studies*, Londres, Routledge.

ORLINOVSKI, W. y J. YATES (2002): "Genre Systems: Structuring interaction through Communicative Norms", *Journal of Business Communication, vol. 39, nº 1*, pp. 13-35.

PALTRIDGE, B. (1997): *Genre, frames and writing in research settings*, Amsterdam/Philadelphia, John Benjamins.

PARDELL, H. (2003): "¿Tiene sentido hablar de profesionalismo, hoy?", *Educación Médica, 6 (2)*, pp. 7-24.

Patton, M. G. (1987): *Qualitative Evaluation Methods*, Beverly Hills, Sage.
Pinto, M. y Cordón, J. A. (eds.) (1999): *Técnicas documentales aplicadas a la traducción*, Madrid, Síntesis.
— y D. Sales (2007): "A research case study for user-centred information literacy instruction: information behaviour of translation trainees", *Journal of Information Science, 20*, pp. 1–19.
Popper, K. (1995): *La lógica de la investigación científica*, Barcelona, Círculo de Lectores.
Posteguillo, S. y J. Piqué (2007): "El lenguaje de las ciencias médicas: comunicación escrita", en E. Alcaraz Varó, J. Mateo y F. Yus (eds.): *Las lenguas profesionales y académicas*, Barcelona-Alicante, Ariel-IULMA, pp. 167–179.
Rey, J. y M. Tricás (2006): "La traducción de algunas relaciones concesivas y causales entre el francés y el español desde una perspectiva contrastiva", en P. Elena y J. De Kock (eds.): *Gramática y traducción*, Salamanca, ediciones de la Universidad de Salamanca, pp. 239-278.
Sales, D. (e.p.): "Toward a student-centred approach to information literacy learning: A focus group study on tgeh information behaviour of translation and interpreting students", *Journal of Information Literacy*.
Sánchez Gijón, P. (2004): *L'ús de corpus en la traducció especialitzada*, Institut Interuniversitari de Lingüística Aplicada, Grup Tradumàtica, UAB, Serie materials, 4.
Santos, D. y E. Ranchhod (2000): "Ambientes de processamento de corpora em portugués: Comparação entre dois sistemas", <http://www.portugues.mct.pt>, pp. 1–11.
Shäffner, C. (2002) (ed.): *The role of Discourse Analysis for Translation and in Translation Training*, Clevendon, Multilingual Matters Ltd.
— (2004) (ed.): *Translation Research and Interpreting Research. Traditions, Gaps and Synergies*, Clevendon, Multilingual Matters.
Swales, J. (1990): *Genre Analysis: English in Academic and Research Settings*, Cambridge, Cambridge University Press.
— y C. Feak (2000): *English in Today's Research World: A Writing Guide*, Ann Arbor, MI, The University of Michigan Press.

SCHMID, H. (1994): "Probabilistic part-of-speech tagging using decision trees", en D. Jones (ed.): *Proceedings of the International Conference on New Methods in Language Processing*, Manchester, U.K. UMIST, pp. 44–49.
TEMMERMAN, R. (2000): *Towards New Ways of Terminology Description. The socio-cognitive approach*, Erasmus Hogeschool Brussel.
TEUBERT, W. (ed.) (2001): *International Journal of Corpus Linguistics, Vol. 6*, Institute für Deutsche Sprache, Mannheim.
TODOROV, T. (1990): *Genres in Discourse*, Cambridge, Cambridge University Press.
TROSBORG, A. (1997): "Text typology: Register, Genre and Text Type", A. Trosborg (ed.): *Text Typology and Translation*, Amsterdam, John Benjamins.
— (ed.) (1997): *Text Typology and Translation*, Amsterdam, John Benjamins.
— (ed.) (2000): *Analysing Professional Genres*, Amsterdam/Filadelfia, John Benjamins.
TYMOCZKO, M. (1998): "Computerized corpora and the future translation studies", META Vol. 43 (4), pp. 652–659.
WILSON, T. D. (2000): "Recent Trends in user studies: action research and qualitative methods", *Information Research, 5 (3)*, <http://informationr.net/ir/5-3/paper76.html>.
ZANETTIN, F. (1998): "Bilingual Comparable Corpora and the Training of Translators", META Vol. 43 (4), pp. 616–630.
—, S. BERNARDINI y D. STEWART (eds.) (2003): *Corpora in Translator Education*, Manchester, St. Jerome.
WEBBER, P. (1994): "The function of questions in different medical journal genres", *English for Specific Purposes*, 13 (3), pp. 257–268.
WILLIAMS, I. A. (2004): "How to manage patients in English-Spanish translation. A target-oriented contrastive approach to Methods", *Target, 16 (1)*, pp. 69–103.
WRIGHT, P. (1999): "Writing and information design of healthcare materials", en Candlin, C. N. y K. Hyland (eds.): *Writing: Texts, Processes and Practices*, Londres, Longman, pp. 85–99.

Fuentes del corpus

- World Health Organization <http://www.who.int/mediacentre> y Patients Uptodate <http://patients.uptodate.com> para el género en inglés
- Saludalia <http://www.saludalia.com/> para el género en español
- The Hormona Foundation <www.hormone.org> y The Family Doctor <http://familydoctor.org> para los textos bilingües

Español

1.1. ES. La prevención del cáncer mamario
1.2. ES. Las hormonas y el corazón
1.3. ES. Las infertilidad y los hombres
1.4. ES. El Síndrome de ovarios poliquísticos
1.5. ES. El Síndrome de Cushing y la enfermedad de Cushing
1.6. ES. Los esteroides anabólicos y los jóvenes
1.7. ES. La infertilidad y las mujeres
1.8. ES. Enfermedad del corazón y ataques al corazón: lo que las mujeres deben saber
2.1. ES. Esteroides anabolizantes
2.2. ES. La infertilidad en el varón
2.3. ES. El Síndrome de Cushing
2.4. ES. Terapia Hormonal sustitutiva
2.5. ES. Enfermedades cardiovasculares: La arrítmia
2.6. ES. Enfermedades de transición sexual. La sífilis
2.7. ES. Infertilidad y esterilidad
2.8. ES. ¿Cómo podemos diagnosticar el cáncer de mama?

Inglés

1.1. EN. Breast Cancer Prevention
1.2. EN. Hormones and Your Heart
1.3. EN. Infertility and Men
1.4. EN. Polycistic Ovary Syndrome
1.5. EN. Cushing's Síndrome and Cushing Disease
1.6. EN. Anabolic Steroids and Young Adults
1.7. EN. Infertility and Women
1.8. EN. Heart Disease and Heart Attacks: What Women Need to Know
2.2. EN. Treatment of infertility in men
2.3. EN. Cardiovascular Diseases
2.4. EN. Cushing's Syndrome
2.5. EN. Sexual problems in men
2.6. EN. Sexual problems in women
2.7. EN. Postmenopausal hormone therapy and breast cancer
2.8. EN. Congenital Adrenal Hyperplasia (CAH)
2.9. EN. Women and sexually transmitted infections

Anexo 1. Selección textos corpus

A continuación se incluye una selección realizada sobre los textos del corpus, en español, inglés y bilingüe:

< http://www.saludalia.com >   02/04/2008

Infertilidad y esterilidad: el problema de querer ser padres y no poder

La presentación por parte de la Ministra de Sanidad hace unos días de las líneas básicas del primer borrador de la futura Ley de Reproducción Asistida, que elimina los límites al número de ovocitos fecundados y permite las técnicas de selección de embriones para curar a un hermano, han reavivado el problema de la infertilidad en nuestro país.

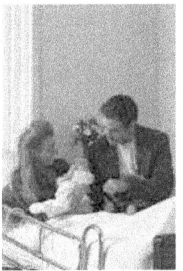

Además de los problemas médicos que pueden padecer una pareja, la cada vez más tardía edad materna así como determinados factores ambientales y algunos hábitos de vida han provocado que en los últimos años los casos de infertilidad hayan aumentado, al igual que ha crecido el número de tratamientos y avances médicos para solucionar este problema.

Pero, ¿qué es exactamente la infertilidad? A diferencia de la esterilidad, que es la incapacidad de llevar a término un embarazo para tener un hijo vivo, la infertilidad se puede definir como la incapacidad que tiene una pareja para concebir.

La probabilidad de que una mujer joven quede embarazada es del 30 por ciento en el primer mes de mantener relaciones sexuales sin ningún tipo de anticonceptivo. La probabilidad se incrementa hasta el 63 por ciento en los primeros 6 meses y alcanza el 85 por ciento en el transcurso de un año. Es a partir de este momento cuando la pareja puede pensar que existe alguna disfunción que les impide el embarazo.

A esto debemos añadir el hecho de que la fertilidad femenina declina con la edad. Por regla general, después de los 35 años, la probabilidad de concebir espontáneamente es de aproximadamente un 15 por ciento cada mes. Esta situación se intensifica después de los 40 años, cuando la probabilidad disminuye a menos de un 10 por ciento, y se agrava aún más por encima de los 45 años. De ahí que tenga tanta importancia el hecho de que las mujeres cada vez esperan más tiempo para tener hijos.

Un problema que va en aumento

Según datos de la Sociedad Española de Fertilidad, la infertilidad afecta a cerca de un millón de parejas en nuestro país, es decir, que una de cada cinco parejas españolas sufren este problema que, además, va en aumento debido al hecho de que cada vez se tarda más tiempo en decidirse a tener hijos.

Consecuencia de ello es que, cada vez es más alto el número de estas parejas que acuden a las técnicas de reproducción para resolver este problema. Así, en la actualidad, más de 7500 mujeres se encuentran a la espera de someterse a las técnicas de reproducción 'in vitro', según datos de la Asociación de Pacientes con Problemas de Fertilidad (CERES).

Este colectivo señala también que la demora para ser tratado en estos centros se sitúa entre los 1,5 y los 3 años, dependiendo de la comunidad autónoma, ya que afirma que en España sólo hay 115 clínicas de reproducción asistida, y de ellas sólo 15 son públicas.

Esta situación ha provocado que en nuestro país la frecuencia a frecuencia de los tratamientos de fertilidad, los partos múltiples y las cesáreas se hayan incrementado en los últimos 25 años, según los resultados de un estudio, publicado en el último número de la revista 'Medicina Clínica'.

El estudio, que analizó a un total de 30.956 madres de todas las comunidades autónomas desde enero de 1977 hasta junio de 2002, concluyó que la edad a la que las mujeres tienen su primer hijo en España ha aumentado a lo largo del tiempo, hasta alcanzar la media de 31 años en el período 2001-2002.

Según la investigación, el porcentaje de tratamientos de fertilidad mostró un incremento "significativo" en todas las edades maternas, aunque fue superior entre las mujeres mayores de 34 años. En concreto, la inseminación artificial fue la técnica más frecuente en las madres con 40 años o más, mientras que la fecundación 'in vitro' predominó entre las mujeres con edades de entre 36 y 39 años.

¿Qué puede causar esta incapacidad para tener hijos?

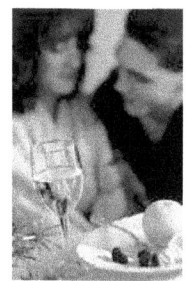

Además del retraso a la hora de buscar el primer embarazo, los cambios en los hábitos de vida han añadido ciertos problemas en la concepción de los hijos. El consumo de alcohol y tabaco, el abuso de drogas y medicamentos, la obesidad extrema, la anorexia, el estrés, o la exposición a determinadas toxinas y a la radioactividad, pueden afectar de forma negativa a la hora de engendrar, lo que se suma a los problemas médicos que pueda tener uno o ambos miembros de la pareja.

Según los estudio realizados al respecto, en el 40 por ciento de los casos el origen está en el varón; en otro 40 por ciento en la mujer y el 20 por ciento restante se atribuye a causas que afectan a los dos o de origen desconocido.

El origen más frecuente de la infertilidad femenina suele estar en la imposibilidad de ovular, en el hecho de tener las trompas de Falopio bloqueadas, en padecer problemas en el útero como fibromas o en la existencia de una endometriosis. Este último trastorno se produce cuando el tejido que normalmente recubre el útero, el endometrio, crece en otras zonas como los ovarios, las trompas de Falopio, los ligamentos que soportan el útero o el tejido que recubre la vejiga y el recto.

En el caso del hombre, se considera que un hombre es infértil cuando su concentración de espermatozoides en semen es inferior a 20 millones/ml, cuando menos del 50 por ciento de las células tienen movilidad progresiva y cuando su morfología normal es inferior al 15 por ciento. Todo ello se determina a través de una prueba específica llamada espermiograma.

En cuanto a las causas de infertilidad masculina, la mayor parte de ellas tienen un origen concreto que puede ser identificado y, por tanto, es posible tratar. Según los expertos, un 70 por ciento está provocado por causas genéticas, la presencia de varicocele (inflamación del escroto causada por venas varicosas), infecciones en las vías seminales u obstrucciones en las vías de los órganos genitales.

En busca del tratamiento adecuado

Con las denominadas técnicas de reproducción asistida se ha conseguido que el 90 por ciento de las parejas que elige alguno de esto tratamientos obtenga buenos resultados. La elección de una u otra técnica depende de la causa que provoque la incapacidad para concebir.

La estimulación ovárica consiste en la inducción o estimulación de la ovulación mediante determinados fármacos, administrados por vía oral o inyectados. Esta técnica suele realizarse cuando hay problemas de ovulación, y los fármacos más empleados son hormonas recombinantes, las cuales son producidas por la mujer habitualmente a nivel de la hipófisis y regulan de forma natural el funcionamiento de los ovarios.

El tratamiento consiste en incrementar un poco la dosis de esta hormona en el organismo para estimular el ovario de una manera más efectiva. Estos fármacos son muy seguros y poseen pocos efectos secundarios, ya que actúan directamente sobre el ovario, que es el único órgano donde existen receptores para estas hormonas.

La inseminación artificial, por su parte, consiste en la introducción del semen en el cuello del útero mediante una delgada cánula o catéter, lo que permite colocar los espermatozoides dentro del útero en el momento adecuado. Esto se hace durante dos o tres meses (cuatro como máximo) y se realiza cuando los espermatozoides masculinos tienen un funcionamiento moderado o leve, es decir, están algo disminuidos en cuanto al número y movilidad. También se recurre a la inseminación cuando el primer tratamiento no ha funcionado.

La fecundación 'in vitro'

En el caso de la fecundación 'in vitro' (FIV), lo que se realiza es la fertilización del óvulo por el espermatozoide en un medio artificial: el laboratorio. Para ello, primero se estimulan los ovarios para que produzcan óvulos y así poder recogerlos. El resto del proceso se desarrolla en el laboratorio y consiste en fecundar el óvulo con espermatozoides capacitados. Pasadas 48-72 horas de la inseminación, se implantan entre tres y cinco óvulos fecundados (cigotos) en el útero de la mujer.

Esta técnica se utiliza cuando las trompas están afectadas, si hay un factor masculino severo o, también, cuando los tratamientos anteriores no han funcionado. En cuanto a la edad, el límite máximo recomendable para someterse a una fecundación in vitro es de 43-45 años, simplemente porque a partir de esas edades se consiguen muy pocos embarazos y sí muchos abortos, según los expertos.

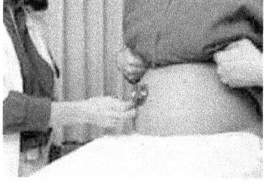

Dentro de las técnicas de FIV encontramos un tipo específico: la donación de óvulos. Ésta se realiza en los casos en que se comprueba que el número de óvulos en los ovarios de una mujer no va a hacer posible la gestación y en los que, por tanto, el diagnóstico es desfavorable.

Anexo 1. Selección textos corpus

En esta técnica, una donante se somete a un tratamiento de fecundación 'in vitro' y los óvulos que se consiguen se inseminan con los espermatozoides del varón y después se introducen en el útero de la mujer receptora. Ésta, a su vez, es tratada con una medicación que prepara el útero para recibir los embriones y permitir su correcto desarrollo. Las donantes se asignan basándose en el grupo Rh y en las características físicas, intentando que éstas no difieran de las de la pareja receptora.

Según los expertos, para este tratamiento no hay edad límite determinada, de ahí que se hayan tenido noticias de mujeres de hasta 60 años o más, que se han sometido a este tipo de técnica. Y es que, generalmente, las limitaciones vienen marcadas por la salud de la mujer y por el hecho de que se compruebe médicamente que puede llevar un embarazo a término sin ningún tipo de complicaciones ni repercusiones.

Gracias a las FIV también se pueden evitar bebés con enfermedades genéricas como hemofilia, distrofia muscular, etc... Esto se consigue con el Diagnóstico preimplantatorio, que permite, una vez realizada la fecundación y analizado, implantar en el útero de la mujer sólo los embriones sanos. Ésta es también la técnica que se utiliza cuando se quiere tener un hijo sano que pueda ayudar a salvar la vida de un hermano enfermo.

Consecuencias del uso de estas técnicas

La imposibilidad de tener un hijo por medios naturales provoca efectos colaterales, que algunas parejas no consiguen asimilar. Y es que entre un 20 y un 40 por ciento de las personas sometidas a tratamientos de fertilidad padece trastornos psicológicos por esta causa. Depresión y ansiedad son los problemas más comunes y, en muchos casos, suelen afectar a la relación de las parejas sometidas a tratamiento.

Y es que, los tratamientos de reproducción asistida suelen ser de larga duración y conllevan un cambio en los hábitos de vida de la pareja. Se producen tiempos de espera, de intervenciones médicas que ocasionan, en muchos casos, estrés. Las sensaciones que agobian a las parejas que se someten a tratamientos de fertilidad van desde la sensación de fracaso, hasta unas ansias exageradas de embarazo que provocan falsas expectativas, enojos y frustraciones cuando no hay resultados. De ahí que en muchos centros de reproducción asistida se complemente el tratamiento con la asistencia a sesiones con el psicólogo.

Además de este problema, el resultado de los tratamientos de reproducción asistida por fecundación 'in vitro' conlleva que se pueda concebir más de un bebé. No obstante, hoy se consiguen embarazos simples de forma mayoritaria. Según el Instituto Valenciano de Infertilidad (IVI), el 83 por ciento de los embarazos que se consiguen mediante reproducción asistida en España no son múltiples. En el 14 por ciento de los casos nacieron dos niños y sólo en el 1 por ciento nacieron trillizos. Esto se debe a que en España no se implantan, por norma, más de tres embriones.

En cuanto a las consecuencias económicas, hay que destacar que si bien la Sanidad Pública española cubre los gastos que se generen por los tratamientos de reproducción asistida en la población española, las amplias listas de espera empujan a muchas parejas elegir la opción de la medicina privada, lo que puede conllevar un importante coste para la pareja. Por ello, las cifras que se manejan en nuestro país para la consecución de un embarazo oscilan entre 360 euros y 3.000 euros. Y es que muchas parejas son capaces de darlo todo por tener un hijo.

Fecha de publicación: febrero 2005

Redacción Saludalia

<http://www.who.int/mediacentre> 02/04/2008

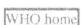

Language options

Arabic Chinese English French Russian Spanish

○ All WHO ○ This site only

- Publications
- Research tools
- WHO sites
- Media centre
- News
- Events
- Fact sheets
- Multimedia
- Contacts

February 2007

Cardiovascular diseases

What are cardiovascular diseases?

Cardiovascular diseases (CVDs) are a group of disorders of the heart and blood vessels and include:

- Coronary heart disease – disease of the blood vessels supplying the heart muscle
- Cerebrovascular disease - disease of the blood vessels supplying the brain
- Peripheral arterial disease – disease of blood vessels supplying the arms and legs
- Rheumatic heart disease – damage to the heart muscle and heart valves from rheumatic fever, caused by streptococcal bacteria
- Congenital heart disease - malformations of heart structure existing at birth.
- Deep vein thrombosis and pulmonary embolism – blood clots in the leg veins, which can dislodge and move to the heart and lungs.

Related links

:: The Atlas of Heart Disease and Stroke
World Health Organization, 2004

:: Avoiding Heart Attacks and Strokes: Don't be a victim, protect yourself
World Health Organization, 2005

:: Health topic: Cardiovascular diseases

Heart attacks and strokes are usually acute events and are mainly caused by a blockage that prevents blood from flowing to the heart or brain. The most common reason for this is a build-up of fatty deposits on the inner walls of the blood vessels that supply the heart or brain. Strokes can also be caused by bleeding from a blood vessel in the brain or from blood clots.

FACTS ABOUT CARDIOVASCULAR DISEASES

- CVDs are the number one cause of death globally: more people die annually from CVDs than from any other cause;
- An estimated 17.5 million people died from CVDs in 2005, representing 30% of all global deaths. Of these deaths, an estimated 7.6 million were due to coronary heart disease and 5.7 million were due to stroke.
- Over 80% of CVD deaths take place in low- and middle-income countries and occur almost equally in men and women;
- By 2015, almost 20 million people will die from CVDs, mainly from heart disease and stroke. These are projected to remain the single leading causes of death.

WHAT CAUSES CARDIOVASCULAR DISEASES?

- The causes of CVDs are well established and well known. The most important causes of heart disease and stroke are unhealthy diet, physical inactivity and tobacco use. These are called 'modifiable risk factors'.
- The effects of unhealthy diet and physical inactivity may show up in individuals as raised blood pressure, raised blood glucose, raised blood lipids, and overweight and obesity; these are called 'intermediate risk factors'.
- The major modifiable risk factors are responsible for about 80% of coronary heart disease and cerebrovascular disease.
- There are also a number of underlying determinants of chronic diseases, or, if you like, "the causes of the causes". These are a reflection of the major forces driving

social, economic and cultural change - globalization, urbanization, and population ageing. Other determinants of CVDs are poverty and stress.

WHAT ARE COMMON SYMPTOMS OF CARDIOVASCULAR DISEASES?

- Often, there are no symptoms of the underlying disease of the blood vessels. A heart attack or stroke may be the first warning of underlying disease.
- Symptoms of a heart attack include: pain or discomfort in the centre of the chest; pain or discomfort in the arms, the left shoulder, elbows, jaw, or back. In addition the person may experience difficulty in breathing or shortness of breath; feeling sick or vomiting; feeling light-headed or faint; breaking into a cold sweat; and becoming pale.
- Women are more likely to have shortness of breath, nausea, vomiting, and back or jaw pain.
- The most common symptom of a stroke is sudden weakness of the face, arm, or leg, most often on one side of the body. Other symptoms include sudden onset of: numbness of the face, arm, or leg, especially on one side of the body; confusion, difficulty speaking or understanding speech; difficulty seeing with one or both eyes; difficulty walking, dizziness, loss of balance or coordination; severe headache with no known cause; and fainting or unconsciousness.
- People experiencing these symptoms should seek medical care immediately.

Rheumatic heart disease

Causes

- Rheumatic heart disease is damage to the heart valves and heart muscle from the inflammation and scarring caused by rheumatic fever. Rheumatic fever is caused by streptococcal bacteria, which usually begins as a sore throat or tonsillitis in children.

Symptoms

- Symptoms of rheumatic heart disease include: shortness of breath, fatigue, irregular heart beats, chest pain and fainting;
- Symptoms of rheumatic fever include: fever, pain and swelling of the joints, nausea, stomach cramps and vomiting.

Treatment

- Early treatment of streptococcal sore throat can stop the development of rheumatic fever. Regular long-term penicillin treatment can prevent repeat attacks of rheumatic fever which give rise to rheumatic heart disease and can stop disease progression in people whose heart valves are already damaged by the disease.

WHAT ARE THE ECONOMIC COSTS OF CARDIOVASCULAR DISEASES?

- CVDs affect many people in middle age, very often severely limiting the income and savings of affected individuals and their families. Lost earnings and out of pocket health care payments undermine the socioeconomic development of communities and nations.
- CVDs place a heavy burden on the economies of countries. For example, it is estimated that over the next 10 years (2006-2015), China will lose $558 billion in foregone national income due to the combination of heart disease, stroke and diabetes.
- Lower socioeconomic groups in high income countries generally have a greater prevalence of risks factors, diseases and mortality,. A similar pattern is emerging as the CVD epidemic evolves in low and middle income countries.

HOW CAN THE BURDEN OF CARDIOVASCULAR DISEASES BE REDUCED?

- At least 80% of premature deaths from heart disease and stroke could be avoided

through healthy diet, regular physical activity and avoiding tobacco smoke.
- Individuals can reduce their risk of CVDs by engaging in regular physical activity, avoiding tobacco use and second-hand tobacco smoke, choosing a diet rich in fruit and vegetables and avoiding foods that are high in fat, sugar and salt, and maintaining a healthy body weight;
- Comprehensive and integrated action is the means to prevent and control CVDs:
  - Comprehensive action requires combining approaches that seek to reduce the risks throughout the entire population with strategies that target individuals at high risk or with established disease;
  - Examples of population-wide interventions that can be implemented to reduce CVDs include: comprehensive tobacco control policies, taxation to reduce the intake of foods that are high in fat, sugar and salt, building walking and cycle ways to increase physical activity, providing healthy school meals to children
  - Integrated approaches focus on the main common risk factors for a range of chronic diseases such as CVD, diabetes and cancer: unhealthy diet, physically inactivity and tobacco use
- Effective and inexpensive medication is available to treat nearly all CVDs;
- After a heart attack or stroke, the risk of a recurrence or death can be substantially lowered with a combination of drugs – statins to lower cholesterol, drugs to lower blood pressure, and aspirin;
- Effective medical devices have been developed to treat CVDs, such as pacemakers, prosthetic valves, and patches for closing holes in the heart;
- Operations used to treat CVDs include coronary artery bypass, balloon angioplasty (where a small balloon-like device is threaded through an artery to open the blockage), valve repair and replacement, heart transplantation, and artificial heart operations;
- There is a need for increased government investment through national programmes aimed at prevention and control of CVDs and other chronic diseases.

WHO STRATEGY FOR PREVENTION AND CONTROL OF CHRONIC DISEASES

The work of the World Health Organization (WHO) on cardiovascular diseases is integrated into the overall WHO chronic disease prevention and control framework of the Department of Chronic Disease and Health Promotion. The strategic objectives of the Department are to raise awareness about the global epidemic of chronic diseases; create healthy environments, especially for poor and disadvantaged populations; slow and reverse trends in common chronic disease risk factors such as unhealthy diet and physical inactivity; and prevent premature deaths and avoidable disability due to major chronic diseases.

For more information contact:

WHO Media centre
Telephone: +41 22 791 2222
E-mail: mediainquiries@who.int

E-mail scams | Employment | FAQs | Feedback | Other UN sites | Privacy | RSS feeds
© World Health Organization 2007. All rights reserved

Anexo 1. Selección textos corpus

<http://www.patients.uptodate.com>   07/04/2008

Cushing's syndrome

TOPIC OUTLINE

- INTRODUCTION
- CAUSES
    - High blood corticotropin (ACTH) levels
    - Normal or low blood ACTH levels
- SYMPTOMS
    - Weight gain
    - Skin changes
    - Menstrual irregularities
    - Symptoms of androgen excess
    - Muscle loss and weakness
    - Bone loss
    - Glucose intolerance
    - Hypertension and cardiovascular disease
    - Psychologic symptoms
    - Infections
    - Blood clots
- DIAGNOSIS
- DETERMINING THE CAUSE
    - Blood tests
    - Petrosal sinus sampling
    - High-dose dexamethasone suppression test
    - Corticotropin-releasing hormone test
    - Imaging tests
    - Scintigraphy
- TREATMENT
- WHERE TO GET MORE INFORMATION
- REFERENCES

GRAPHICS

- FIGURES
    - Endocrine glands
- PICTURES
    - Progressive Cushings obesity
    - Centripetal obesity in Cushings
    - Moon facies in Cushings
    - Bruising in Cushings disease
    - Striae in Cushings disease
- TABLES
    - Signs of Cushings syndrome

RELATED TOPICS

- Patient information: Causes and treatment of hirsutism
- Patient information: Acne
- Patient information: Osteoporosis causes, diagnosis, and screening
- Patient information: Diabetes mellitus, type 2
- Patient information: Depression in adults
- Patient information: Insomnia

Cushing's syndrome

- Patient information: Deep vein thrombosis (DVT)
- Patient information: Pulmonary embolism
- Patient information: Cushing's syndrome treatment
- Establishing the cause of Cushing's syndrome
- Establishing the diagnosis of Cushing's syndrome
- Overview of the treatment of Cushing's syndrome
- Causes and pathophysiology of Cushing's syndrome
- Clinical manifestations of Cushing's syndrome
- Primary therapy of Cushing's disease: Transsphenoidal surgery and pituitary irradiation
- Treatment of Cushing's syndrome: Diminishing adrenal cortisol synthesis
- Cushing's syndrome in pregnancy
- Dexamethasone suppression tests
- Inferior petrosal venous sinus sampling for the localization of ACTH secretion

RELATED SEARCHES

- Patient information
- ACTH producing pituitary adenoma
- Cortisol
- Cushings syndrome
- Ectopic ACTH secretion
- Hyperandrogenism
- Hypophysectomy
- Pituitary adenoma

Patient information: Cushing's syndrome

Author	Section Editor	Deputy Editor
Lynnette K Nieman, MD	Andre Lacroix, MD	Leah K Moynihan, RNC, MSN
		Kathryn A Martin, MD

Last literature review version 16.1: enero 2008 | **This topic last updated:** julio 10, 2007 (More)

INTRODUCTION — Cushing's syndrome is a condition that results from an excess of cortisol, a hormone produced by the adrenal glands (show figure 1). Cortisol has many important functions and is necessary for life; however, an excess of this hormone has well-known negative effects on the body. Cortisol, which is also called hydrocortisone, is classified as a glucocorticoid.

Normally, the adrenal glands' production of cortisol is carefully controlled by the hypothalamus and pituitary gland (show figure 1). Cushing's syndrome can result from several different conditions that affect this control system. Cushing's syndrome affects about three times more women than men.

Today, virtually all people with Cushing's syndrome can be treated effectively, and most can be cured. Because Cushing's syndrome is potentially fatal if untreated, people with this condition should have regular medical care and follow their treatment plan closely.

CAUSES — The cause of Cushing's syndrome is usually divided into two broad categories, based upon whether the problem lies in the pituitary gland (a small structure at the base of the brain, show figure 1) or in the adrenal glands, which lie above the kidneys. Cushing's syndrome can also occur in individuals who take large doses of glucocorticoids (eg, prednisone) for diseases such as asthma and rheumatoid arthritis.

High blood corticotropin (ACTH) levels — Up to 70 percent of people with Cushing's syndrome have benign pituitary tumors (called adenomas) that produce excess amounts of ACTH, the hormone that stimulates the adrenal gland to produce cortisol. This condition is called Cushing's disease, which shouldn't be confused with Cushing's syndrome. Most of these tumors are very small, and they may be difficult to identify.

Other causes of high blood ACTH levels include non-pituitary tumors that produce ACTH. This form of Cushing's syndrome is called the ectopic ACTH syndrome. Many of these tumors occur in the lungs or elsewhere in the chest.

Normal or low blood ACTH levels — Most people with Cushing's syndrome who have normal or low blood ACTH levels use medications that contain glucocorticoids such as prednisone, which mimics the effects of cortisol. Glucocorticoids have powerful anti-inflammatory actions and are used to treat autoimmune conditions, such as rheumatoid arthritis, and to prevent transplant rejection. Most forms of glucocorticoids, including inhaled and topical forms, can cause Cushing's syndrome.

Less common causes of Cushing's syndrome occur with normal or low ACTH levels, include benign or malignant (cancerous) tumors of the adrenal gland, which produce excess cortisol. Nodular hyperplasia (overgrowth) of the adrenal gland is an even less common cause of cortisol excess.

SYMPTOMS — The symptoms of Cushing's syndrome result from an excess of cortisol (show table 1). Most patients develop at least a few of these symptoms, and the symptoms typically worsen over time. However, each person's symptoms depend upon several factors, including:

- The degree and duration of cortisol excess
- The levels of other adrenal hormones
- The underlying cause of Cushing's syndrome
- Age; the symptoms may be very subtle in people over the age of 50 years

Weight gain — Progressive weight gain is the most common symptom of Cushing's syndrome (show picture 1). This weight gain usually affects the face, neck, trunk, and abdomen more than the limbs, which may be thin (show picture 2). People with Cushing's syndrome often develop a rounded face (show picture 3) and collections of fat on the upper back and at the base of the neck. Weight gain in children with Cushing's syndrome involves the limbs and is usually associated with poor growth.

Skin changes — In Cushing's syndrome, the skin tends to become thin, fragile, and more susceptible to bruises and infections (show picture 4). Wounds heal poorly, and wide, reddish-purple streaks, called striae (stretch marks, show picture 5), may occur in areas of weight gain.

Menstrual irregularities — Women with Cushing's syndrome may have a variety of menstrual problems, most typically infrequent or absent menstrual periods. They also are often infertile.

Symptoms of androgen excess — Women with Cushing's syndrome may have signs of male hormone (androgen) excess, such as hirsutism (growth of coarse body hair in a male pattern), oily skin, and acne. (See "Patient information: Causes and treatment of hirsutism" and see "Patient information: Acne").

Muscle loss and weakness — Prolonged Cushing's syndrome causes the muscles of the upper arms and legs to become thin and weaker. Some individuals notice that it becomes more difficult to get out of a chair or climb stairs because of the upper leg weakness.

Bone loss — Cushing's syndrome can lead to thinning of the bones (osteoporosis), which can eventually result in fractures of the ribs, long bones, and spinal vertebrae. (See "Patient information: Osteoporosis causes, diagnosis, and screening").

Cushing's syndrome   file:///F:/Cushing's%20syndrome.htm

Glucose intolerance — Excess cortisol can cause an elevation of blood glucose levels. People with Cushing's syndrome may develop glucose intolerance, a prediabetic condition that can progress to diabetes mellitus. (See "Patient information: Diabetes mellitus, type 2").

Hypertension and cardiovascular disease — Excess cortisol raises blood pressure and puts stress on the heart and vascular system.

Psychologic symptoms — Over half of all patients with Cushing's syndrome have psychologic symptoms that range from loss of emotional control, irritability, and depression to panic attacks and paranoia. Insomnia is also common. (See "Patient information: Depression in adults" and see "Patient information: Insomnia").

Infections — Cortisol suppresses the immune system, and people with Cushing's syndrome may develop infections more frequently.

Blood clots — People with Cushing's syndrome tend to form blood clots more easily. A blood clot in a leg vein is called a deep vein thrombosis (DVT). If the DVT breaks off and travels to the lungs, this is called a pulmonary embolism (PE). A pulmonary embolism is a serious and life-threatening condition. (See "Patient information: Deep vein thrombosis (DVT)" and see "Patient information: Pulmonary embolism").

DIAGNOSIS — People with symptoms of Cushing's syndrome will undergo a medical history, physical examination, and laboratory testing.

The medical history is helpful to determine if symptoms are related to use of a medication that contains glucocorticoids.

The physical examination is used to observe and measure the body for the characteristic signs of Cushing's syndrome (eg, muscle strength, blood pressure, hair growth or loss).

Laboratory testing is needed to measure cortisol levels. People with Cushing's syndrome typically have high cortisol levels.

Tests may include one or more of the following:

- Measurements of cortisol in a 24-hour urine specimen
- A blood or saliva test to check for the normal daily rise and fall of cortisol levels (this test may require collection of blood or saliva late at night)
- A low-dose dexamethasone test. Low doses of dexamethasone suppress cortisol production in healthy people but not in those with Cushing's syndrome.

DETERMINING THE CAUSE — Once Cushing's syndrome has been diagnosed, other tests are used to determine the cause of the excess cortisol production. The type and number of tests recommended will depend upon the results of preliminary tests.

Blood tests — Blood tests can determine relative levels of cortisol and ACTH. Because these hormones are secreted episodically, measurements may be done on two or three separate days. The relative levels of cortisol and ACTH can help differentiate between the various causes of Cushing's syndrome.

Petrosal sinus sampling — Blood from the pituitary gland collects in vascular spaces in the head called sinuses. Taking a sample of blood from these sinuses may reveal high levels of ACTH. This is accomplished by inserting a catheter into a vein in the groin and threading the catheter through the blood vessels that lead to the pituitary. The procedure is done while the patient is under anesthesia. X-rays are done to confirm that the catheter is in the proper place near the pituitary gland.

Levels of ACTH in blood from the petrosal sinuses are measured and compared with ACTH levels in a vein in the forearm. If ACTH levels are higher in the petrosal sinuses than in the forearm vein, a pituitary adenoma is likely; similar levels at both locations suggest ACTH secretion by a non-pituitary tumor.

High-dose dexamethasone suppression test — High doses of dexamethasone usually suppress production of ACTH by pituitary adenomas (benign tumors). As a result, blood and urine levels of cortisol should fall. If the excess ACTH is being produced by a non-pituitary tumor, cortisol production is less likely to be suppressed.

Corticotropin-releasing hormone test — During this test, a person is given a dose of corticotropin-releasing hormone into a vein. In a person with a pituitary tumor, this should stimulate the tumor to secrete ACTH so that both blood ACTH and cortisol levels increase. In contract, in a person with ectopic ACTH syndrome, there is no response to the CRH.

Imaging tests — CT or MRI scans of the adrenal glands, pituitary gland, lungs, and abdomen can identify hormone-producing tumors.

Scintigraphy — Scintigraphy involves injection of a radioactive substance followed by a imaging scan. This test is helpful for locating elusive tumors that cause ectopic ACTH syndrome (see "Patient information: Cushing's syndrome treatment", section on Ectopic ACTH syndrome).

TREATMENT — The treatment of Cushing's syndrome is discussed separately. (See "Patient information: Cushing's syndrome treatment").

WHERE TO GET MORE INFORMATION — Your healthcare provider is the best source of information for questions and concerns related to your medical problem. Because no two patients are exactly alike and recommendations can vary from one person to another, it is important to seek guidance from a provider who is familiar with your individual situation.

This discussion will be updated as needed every four months on our web site (www.uptodate.com/patients). Additional topics as well as selected discussions written for healthcare professionals are also available for those who would like more detailed information.

Some of the most pertinent include:

Professional Level Information:

Establishing the cause of Cushing's syndrome
Establishing the diagnosis of Cushing's syndrome
Overview of the treatment of Cushing's syndrome
Causes and pathophysiology of Cushing's syndrome
Clinical manifestations of Cushing's syndrome
Primary therapy of Cushing's disease: Transsphenoidal surgery and pituitary irradiation
Treatment of Cushing's syndrome: Diminishing adrenal cortisol synthesis
Cushing's syndrome in pregnancy
Dexamethasone suppression tests
Inferior petrosal venous sinus sampling for the localization of ACTH secretion

A number of web sites have information about medical problems and treatments, although it can be difficult to know which sites are reputable. Information provided by the National Institutes of Health, national medical societies and some other well-established organizations are often reliable sources of information, although the frequency with which they are updated is variable.

Cushing's syndrome

- National Library of Medicine

(www.nlm.nih.gov/medlineplus/healthtopics.html)

- The Hormone Foundation

(www.hormone.org/public/other.cfm, available in English, Spanish, and Portuguese)

- National Institute of Diabetes and Digestive and Kidney Diseases

(http://endocrine.niddk.nih.gov/index.htm)

- National Adrenal Diseases Foundation

(516) 487-4992
(www.nadf.us)

- Pituitary Tumor Network Association

(www.pituitary.com)

[1-4]

Use of *UpToDate* is subject to the Subscription and License Agreement.

REFERENCES

1. Kelly, WF, Kelly, MJ, Faragher, B. A prospective study of psychiatric and psychological aspects of Cushing's syndrome. Clin Endocrinol 1996; 45:715.
2. Invitti, C, Giraldi, FP, De Martin, M, et al. Diagnosis and management of Cushing's syndromes: results of an Italian multicentre study. J Clin Endocrinol Metab 1999; 84:440.
3. Newell-Price, J, Trainer, P, Besser, M, Grossman, A. The diagnosis and differential diagnosis of Cushing's syndrome and pseudo-Cushing's states. Endocr Rev 1998; 19:647.
4. Orth, DN. Medical Progress: Cushing's syndrome. N Engl J Med 1995; 332:791.

© 2008 UpToDate, Inc. All rights reserved. | Terms of Use |Support Tag: [ecapp1003p.utd.com-80.31.93.187-80294C4CD7-11]

Licensed to: **UpToDate Patient Preview**

Help improve UpToDate. Did this topic answer your question? Yes No

UpToDate performs a continuous review of over 375 journals and other resources. Updates are added as important new information is published. The literature review for version 16.1 is current through enero 2008; this topic was last changed on julio 10, 2007. The next version of UpToDate (16.2) will be released in julio 2008.

LOG IN
DEMO

HORMONES & YOU

www.hormone.org

THE HORMONE FOUNDATION

Polycystic Ovary Syndrome

What is polycystic ovary syndrome?

The term polycystic ovary syndrome (PCOS) describes a group of symptoms and changes in hormone levels. The name comes from that fact that women with the condition often have many small painless cysts in the ovaries. These cysts are benign, but many of the symptoms can be emotionally distressing.

Symptoms of PCOS include:

- Irregular or absent menses (periods)
- Infertility
- Weight problems or obesity (especially at the waist)
- Acne
- Excess hair on face and body
- Thinning hair on scalp

PCOS affects 7% of women of childbearing age. In the United States, an estimated 5 million women have PCOS, many of them without realizing it.

PCOS affects more than reproduction. It's also a metabolic problem that affects several body systems.

What causes PCOS?

The exact cause of PCOS is still unknown. In fact, there is probably more than one cause. In general, an imbalance of hormones underlies the condition. It has also been called "ovarian androgen excess" because the ovaries produce male hormones (androgens) in increased amounts.

How is PCOS diagnosed?

Along with irregular periods, the first signs of PCOS may be the growth of facial and body hair, hair thinning, acne, and weight gain. Weight gain, however, is not always present. Thin women can also have PCOS.

If you have symptoms of PCOS talk with a specialist. An endocrinologist, an expert in hormones, can help assess and treat your condition. Your doctor will take your medical history, perform a physical exam, check your hormone levels, and possibly perform an ovarian ultrasound and measure glucose (sugar) levels in the blood.

What are the health implications?

Some conditions related to PCOS are potentially dangerous. Many women with PCOS have decreased sensitivity to insulin (the hormone that regulates sugar in the blood). This condition is known as insulin resistance. In order to deal with the problem, the pancreas must make more insulin. This problem is a major risk factor for adult-onset diabetes.

Women with PCOS often have increased levels of bad cholesterol (LDL). Overweight women with PCOS may also have low levels of good cholesterol (HDL) and high levels of other fats, including triglycerides. These factors may increase the risk of heart attack or stroke later in life.

Women with PCOS can also develop a condition called obstructive sleep apnea. This condition can contribute to the metabolic and cardiovascular problems of women with PCOS.

Because of irregular menstrual cycles and lack of ovulation, the lining of the uterus may not shed as often as it should. Left untreated, this may increase the risk of cancer of the uterus.

What should I do with this information?

While PCOS is not curable, there are several approaches to achieving hormonal balance. Symptoms of PCOS are treatable with medications, and changes in diet and exercise. You should discuss treatment options with your physician.

Resources

Find-an-Endocrinologist:
www.hormone.org or call
1-800-HORMONE
(1-800-467-6663)

American Fertility Association:
www.theafa.org

Androgen Excess Society:
www.androgenexcesssociety.org

Polycystic Ovarian Syndrome Association: *www.pcosupport.org*
or call *877-775-7267*

EDITORS:
Ricardo Azziz, MD
Andrea Dunaif, MD
David Ehrmann, MD
January 2006

For more information on how to find an endocrinologist, download free publications, translate this fact sheet into other languages, or make a contribution to The Hormone Foundation, visit *www.hormone.org* or call 1-800-HORMONE (1-800-467-6663). The Hormone Foundation, the public education affiliate of The Endocrine Society (www.endo-society.org), serves as a resource for the public by promoting the prevention, treatment, and cure of hormone-related conditions. This page may be reproduced non-commercially by health care professionals and health educators to share with patients and students.

© The Hormone Foundation 2004

HORMONES & YOU

www.hormone.org

Síndrome de ovario poliquístico

THE **HORMONE**
FOUNDATION

¿Qué es el síndrome de ovario poliquístico?

El término síndrome de ovario poliquístico (PCOS por sus siglas en inglés) describe un grupo de síntomas y cambios en los niveles hormonales. El nombre se deriva del hecho que las mujeres que sufren de esta condición muchas veces tienen muchos quistes pequeños en los ovarios. Estos quistes son benignos pero muchos de los síntomas pueden causar angustia emocional.

Los síntomas del PCOS incluyen:

- Periodos menstruales irregulares o ausentes
- Infertilidad
- Problemas de peso u obesidad (especialmente en la cintura)
- Acné
- Exceso de vello en la cara y el cuerpo
- Pérdida de cabello en el cuero cabelludo

El PCOS afecta a un 7% de las mujeres que están en edad de quedar embarazadas. En los Estados Unidos hay cinco millones de mujeres que tienen el síndrome, muchas de ellas sin saber que lo tienen.

El PCOS afecta más que la reproducción. También es un problema metabólico que afecta varios sistemas del cuerpo.

¿Qué causa el PCOS?

No se sabe la causa exacta del síndrome. Lo más probable es que haya más de una causa. En general, un desequilibrio hormonal es lo que subyace a la condición. También se ha llamado un "exceso de andrógeno ovariano" porque los ovarios producen hormonas masculinas (andrógenos) en cantidades aumentadas.

¿Cómo se diagnostica el PCOS?

Junto con los periodos menstruales irregulares, las primeras señas del síndrome pueden ser el crecimiento de vello en el rostro y en el cuerpo, la pérdida de cabello, acné y aumento de peso. Sin embargo, no siempre ocurre un aumento de peso; las mujeres delgadas también pueden tener el síndrome.

Si tiene síntomas de PCOS, hable con un especialista. Un endocrinólogo—un experto en hormonas—puede ayudarle a evaluar y tratar su condición. Su médico le tomará el historial médico, le hará un examen físico, le revisará los niveles hormonales y, posiblemente, le hará un ultrasonido ovariano y le medirá los niveles de glucosa (azúcar) en la sangre.

¿Cuáles son las implicaciones para la salud?

Algunas condiciones relacionadas al síndrome tienen la posibilidad de ser peligrosas. Muchas mujeres con el síndrome tienen una sensibilidad reducida a la insulina (la hormona que regula el azúcar en la sangre). Este problema es un importante factor de riesgo para la diabetes del adulto.

Las mujeres con el síndrome muchas veces tienen niveles aumentados de colesterol malo (LDL). Las mujeres pasadas de peso que tienen el síndrome también pueden tener niveles bajos del buen colesterol (HDL) y niveles altos de otras grasas, incluso los triglicéridos. Estos factores pueden aumentar el riesgo de un ataque cardíaco o un derrame cerebral a una edad más avanzada.

Mujeres que tienen PCOS también desarrollan una condición que causa la interrupción de la respiración durante el sueño, lo cual contribuye a los problemas metabólicos y cardiovasculares de estas mujeres.

Debido a los ciclos menstruales irregulares y la falta de ovulación, la pared del útero puede no desprenderse con la frecuencia adecuada. Si esto no se trata, puede aumentar el riesgo de cáncer en el útero.

¿Qué debo hacer con esta información?

Aunque el síndrome de ovario poliquístico no se puede curar, hay varios métodos que pueden emplearse para lograr un equilibrio hormonal. Los síntomas de PCOS son tratables con medicamentos, y cambios de dieta y ejercicio. Debe hablar con su médico con respecto a sus opciones de tratamiento.

Recursos

Encuentre un endocrinólogo:
www.hormone.org o llame al
1-800-467-6663

Asociación Americana de la Fertilidad:
www.theafa.org

Asociación del Síndrome Ovariano Poliquístico: *www.pcosupport.org* o llame al 877-775-7267

Sociedad del Exceso Andrógeno:
www.androgenexcesssociety.org

EDITORES:
Ricardo Azziz, MD
Andrea Dunaif, MD
David Ehrmann, MD
Enero 2006

Para más información sobre cómo encontrar un endocrinólogo, obtener publicaciones gratis de la Internet, traducir esta página de datos a otros idiomas, o para hacer una contribución a la Fundación de Hormonas, visite a *www.hormone.org* o llame al 1-800-HORMONE (1-800-467-6663). La Fundación de Hormonas, la filial de enseñanza pública de la Sociedad de Endocrinología (*www.endo-society.org*), sirve de recurso al público para promover la prevención, tratamiento y cura de condiciones hormonales. Esta página puede ser reproducida para fines no comerciales por los profesionales e instructores médicos que deseen compartirla con sus pacientes y estudiantes.

© La Fundación de Hormonas 2004

Anexo 1. Selección textos corpus   123

<http://www.familydoctor.org>   02/04/2008

Síndrome de Cushing y enfermedad de Cushing-- familydoctor.org   http://familydoctor.org/online/famdocs/home/common/hormone/623.html

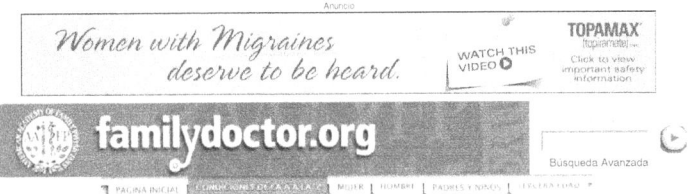

Página inicial > Condiciones de la A a la Z > Síndrome de Cushing y enfermedad de Cushing

Síndrome de Cushing y enfermedad de Cushing

- ¿Qué es el síndrome de Cushing?
- ¿Qué causa el síndrome de Cushing?
- ¿Qué es la enfermedad de Cushing?
- ¿Cuáles son las señas y síntomas del síndrome y la enfermedad de Cushing?
- ¿Cómo determina mi médico si tengo síndrome o enfermedad de Cushing?
- ¿Cómo se tratan la enfermedad y el síndrome de Cushing?

Ver También:
- Más Información

¿Qué es el síndrome de Cushing?

El estado en el cual el cuerpo produce demasiado cortisol recibe el nombre de síndrome de Cushing. El cortisol a veces se conoce como una hormona cuya producción aumenta en situaciones de estrés y es una hormona esteroide natural que es como la "cortisona" que contienen algunos medicamentos. El síndrome de Cushing puede ser ocasionado porque el cuerpo produce demasiado cortisol o por tomar demasiados medicamentos del tipo de la cortisona.

Volver

¿Qué causa el síndrome de Cushing?

La causa más común del síndrome de Cushing es tomar medicamentos del tipo de la cortisona por vía oral (por la boca) todos los días durante meses o semanas. La prednisona es el medicamento más común que se toma de este modo.

Los medicamentos esteroideos para el asma que se inhalan y las cremas esteroideas para el eccema y otras condiciones de la piel no causan el síndrome de Cushing. Incluso los medicamentos orales que se toman todos los días por períodos cortos de tiempo o día de por medio por períodos más largos con frecuencia no causan síndrome de Cushing.

La segunda causa más común del síndrome de Cushing es la enfermedad de Cushing. Los tumores en las glándulas suprarrenales o en algún otro lugar del cuerpo también pueden causar el síndrome de Cushing.

Volver

¿Qué es la enfermedad de Cushing?

La enfermedad de Cushing es el nombre que los médicos usan cuando el síndrome de Cushing se debe a un tumor en la glándula pituitaria. La glándula pituitaria está localizada en la parte inferior del cerebro y es la que controla la producción corporal de cortisol. Estos pequeños tumores pueden hacer que las glándulas suprarrenales, que se encuentran cerca de los riñones, produzcan demasiado cortisol.

Los tumores en la glándula pituitaria en la enfermedad de Cushing usualmente no son cancerosos. Sin embargo, si estos tumores crecen demasiado pueden causarle problemas relacionados con su visión.

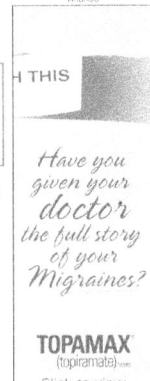

Síndrome de Cushing y enfermedad de Cushing-- familydoctor.org   http://familydoctor.org/online/famdoces/home/common/hormone/623.html

Volver

¿Cuáles son las señas y síntomas del síndrome y la enfermedad de Cushing?

- Se pueden formar depósitos de grasa alrededor de su estómago y en la parte superior de su espalda, pero los brazos y las piernas se mantienen delgados y por lo general no engordan.
- Su piel se hace más fina y se le forman moretones con facilidad
- Las cortaduras, raspaduras y mordeduras de insectos se demoran en sanar
- Se le pueden formar estrías de color rosado o morado en la piel
- La cara se le puede poner redonda e hinchada
- Puede sentirse cansado y tener debilidad muscular
- Puede sentirse deprimido
- Las mujeres usualmente tienen períodos menstruales irregulares y les puede salir vello grueso o el vello corporal se les puede hacer más visible.
- La presión sanguínea alta, osteoporosis (huesos débiles y quebradizos) y los niveles de azúcar en la sangre por encima de lo normal pueden ser señas de síndrome o de enfermedad de Cushing.
- Con frecuencia a usted le dan infecciones en la piel u otras infecciones, y éstas demoran más en curar.

Volver

¿Cómo determina mi médico si tengo síndrome o enfermedad de Cushing?

Su médico probablemente comenzará por hacerle algunas preguntas y un examen físico. Si la causa es un medicamento que usted está tomando no se requiere hacerle pruebas. Si su médico piensa que usted tiene síndrome o enfermedad de Cushing, pero no son los medicamentos los que están causando esto, es probable que necesite hacerse algunas pruebas de sangre y de orina.

Le pueden pedir que recoja su orina de 24 horas. Su médico le explicará cómo hacer esta prueba. También es posible que le den un medicamento llamado dexametasona antes de recolectar su sangre u orina. Esto prueba la respuesta de su cuerpo ante los esteroides.

En algún momento usted puede llegar a necesitar una tomografía computarizada (CAT o "CT scan" en inglés) o un examen de resonancia magnética (RNM o MRI por sus iniciales en inglés). Estos exámenes muestran una "fotografía" del interior de su cuerpo. Al mirar estas fotografías su médico podrá determinar si hay o no hay tumores en la glándula pituitaria o en otras partes de su cuerpo.

Volver

¿Cómo se tratan la enfermedad y el síndrome de Cushing?

Si usted tiene enfermedad de Cushing un médico le removerá el tumor de su glándula pituitaria. Este tipo de cirugía por lo general tiene éxito. A veces se usan tratamientos de radiación después de la cirugía para disminuir el riesgo de que el tumor regrese. Será necesario que tome medicamentos del tipo de la cortisona durante varios meses después de que le saquen el tumor y que siga muy bien su plan de tratamiento.

Volver

Más Información

Condiciones de la A a la Z

- Tiroiditis
- Hipertiroidismo

Versión para imprimir
Enviar esta página por correo electrónico
Agrandar el texto
Inglés / English

Anexo 1. Selección textos corpus

Síndrome de Cushing y enfermedad de Cushing-- familydoctor.org   http://familydoctor.org/online/famdoces/home/common/hormone/623.html

- Hipotiroidismo
- Enfermedad de Hashimoto
- Insuficiencia adenohipofisiaria (hipopituitarismo)
- Hiperparatiroidismo
- Enfermedad de Addison
- Hirsutismo

Volver

Fuente

Escrito por el personal editorial de familydoctor.org.

Cushing's Disease: Clinical Manifestations and Diagnostic Evaluation (Enfermedad de Cushing: manifestaciones clínicas y evaluación diagnóstica) by LF Kirk, RB Hash, HP Katner and T Jones (*American Family Physician* septiembre 1, 2000, http://www.aafp.org/afp/20000901/1119.html)

Creado: 10/05

Copyright © 2005-2008 American Academy of Family Physicians
|Este artículo provee un resumen del tema y puede que lo explicado no les afecte a todos. Hable con su médico de familia para averiguar si esta información es útil para usted y para aprender más acerca del tema.

Se otorga permiso para imprimir y hacer fotocopias de este material, sólo si se hace con propósitos educacionales no-lucrativos. Se necesita obtener un permiso por escrito para cualquier otro uso, incluyendo el uso electrónico.

Página inicial | Página inicial en español | Política de Privacidad | Contactarnos | Sobre Este Sitio |

Cushing's Syndrome and Cushing's Disease -- familydoctor.org   http://familydoctor.org/online/famdocen/home/common/hormone/623.html

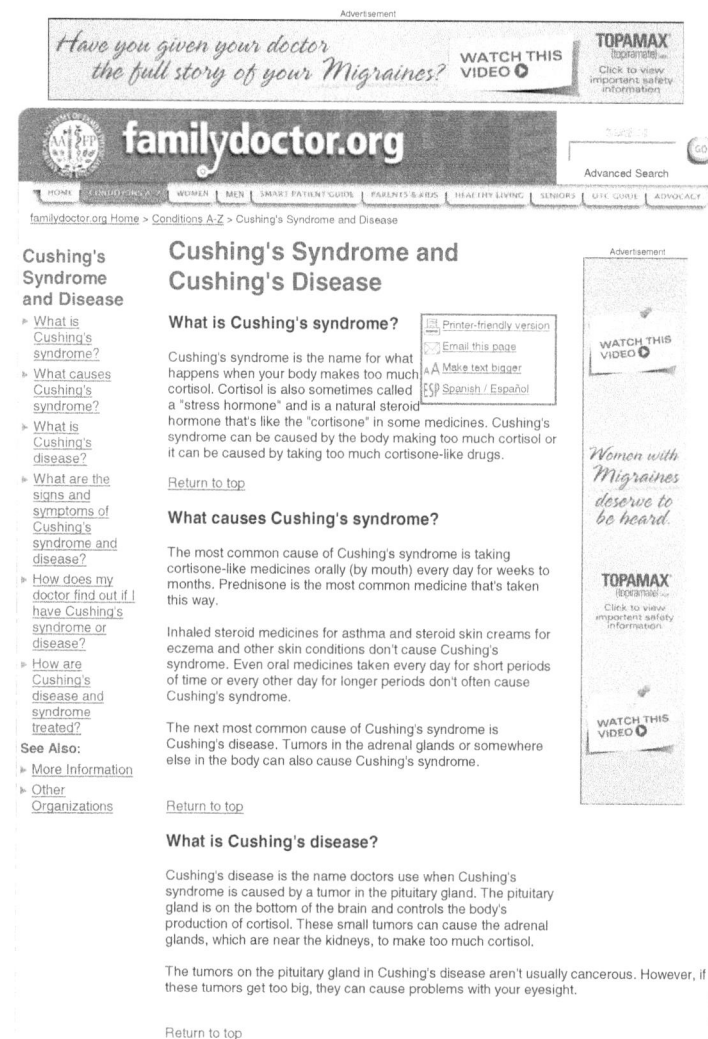

Cushing's Syndrome and Cushing's Disease

What is Cushing's syndrome?

Cushing's syndrome is the name for what happens when your body makes too much cortisol. Cortisol is also sometimes called a "stress hormone" and is a natural steroid hormone that's like the "cortisone" in some medicines. Cushing's syndrome can be caused by the body making too much cortisol or it can be caused by taking too much cortisone-like drugs.

Return to top

What causes Cushing's syndrome?

The most common cause of Cushing's syndrome is taking cortisone-like medicines orally (by mouth) every day for weeks to months. Prednisone is the most common medicine that's taken this way.

Inhaled steroid medicines for asthma and steroid skin creams for eczema and other skin conditions don't cause Cushing's syndrome. Even oral medicines taken every day for short periods of time or every other day for longer periods don't often cause Cushing's syndrome.

The next most common cause of Cushing's syndrome is Cushing's disease. Tumors in the adrenal glands or somewhere else in the body can also cause Cushing's syndrome.

Return to top

What is Cushing's disease?

Cushing's disease is the name doctors use when Cushing's syndrome is caused by a tumor in the pituitary gland. The pituitary gland is on the bottom of the brain and controls the body's production of cortisol. These small tumors can cause the adrenal glands, which are near the kidneys, to make too much cortisol.

The tumors on the pituitary gland in Cushing's disease aren't usually cancerous. However, if these tumors get too big, they can cause problems with your eyesight.

Return to top

What are the signs and symptoms of Cushing's syndrome and

disease?

The following are some of the signs and symptoms of Cushing's syndrome and disease:

- Fat deposits can form around your stomach and upper back, but arms and legs stay thin and don't usually get fatter.
- Your skin gets thinner and is easily bruised.
- Cuts, scratches and insect bites take a long time to heal.
- Pink or purple stretch marks may form on your skin.
- Your face may become round and puffy.
- You may feel tired and have weak muscles.
- You may feel depressed.
- Women usually have irregular menstrual periods and may grow thick or more visible body hair.
- High blood pressure, osteoporosis (weak and brittle bones) and blood sugar levels that are higher than normal can be signs of Cushing's syndrome or disease.
- You often get skin infections or other infections, and they take longer to heal.

Return to top

How does my doctor find out if I have Cushing's syndrome or disease?

Your doctor may start by asking you questions and doing a physical exam. If the cause is a medicine you are taking, no tests are needed. If your doctor thinks that you have Cushing's syndrome or disease, but no medicines are causing it, you may need to have some blood and urine tests.

You may be asked to collect your urine for 24 hours. Your doctor will explain how to do this test. You may also be given a medicine called dexamethasone before your blood or urine is collected. This tests your body's response to steroids.

At some point, you may need a CT scan or an MRI. These tests show a "picture" of your insides. Looking at these pictures, your doctor will be able to tell whether there are tumors on the pituitary gland or in other parts of your body.

Return to top

How are Cushing's disease and syndrome treated?

If you have Cushing's disease, a doctor will remove the tumor from your pituitary gland. This type of surgery is usually successful. Radiation treatments are sometimes used after surgery to lower the risk that the tumor will come back. You'll need to take cortisone-like medicines for several months after the tumor is removed and follow your treatment plan very carefully.

Return to top

More Information

Conditions A-Z

- Hyperthyroidism
- Hypothyroidism
- Thyroiditis
- Hashimoto's Disease
- Hyperparathyroidism

Printer-friendly version
Email this page
Make text bigger
Spanish / Español

Cushing's Syndrome and Cushing's Disease -- familydoctor.org   http://familydoctor.org/online/famdocen/home/common/hormone/623.html

- Addison's Disease
- Hypopituitarism
- Hirsutism

Return to top

Other Organizations

- Cushing Support and Research Foundation
  65 East India Row, Suite. 22-B
  Boston, MA 02110

Return to top

Source

Written by familydoctor.org editorial staff.

Cushing's Disease: Clinical Manifestations and Diagnostic Cushing's Disease: Clinical Manifestations and Diagnostic Evaluation by LF Kirk, JR., M.D., RB. Hash, M.D., HP. Katner, M.D., and T JONES, M.D. (*American Family Physician* September 1, 2000, http://www.aafp.org/afp/20000901/1119.html)

Reviewed/Updated: 07/05
Created: 09/00

Copyright © 2000-2008 American Academy of Family Physicians
|This article provides a general overview on this topic and may not apply to everyone. To find out if this article applies to you and to get more information on this subject, talk to your family doctor.

For private, noncommercial use only.
Home | Privacy Policy | Contact Us | About This Site | What's New |

Anexo 2. Árbol de géneros médicos Gentt

Ámbito Médico

A continuación se incluye el árbol de géneros que el equipo Gentt ha propuesto a lo largo de estos años de investigación y que se irá modificando conforme avance la misma en función de los resultados. Aparece en primer lugar, señalada con > la categoría macrogénero que, como se recordará, es sólo una etiqueta con carácter taxonómico, que no responde a ninguna realidad tangible y cuya denominación responde básicamente al propósito dominante y común de los géneros que se incluyen en ella; a continuación, con >> aparece el nombre del género, verdadero protagonista de la clasificación. Y, por último, con >>> el subgénero, como nivel de manifestación concreto (Bhatia, 1998) de dicho género. Por tanto, las etiquetas que organizan nuestro árbol genérico son:

> Macrogénero
>> Género
>>> Subgénero

> Clínicos
    >> Características de producto para profesionales
    >> Carta de resultados
    >> Citación
    >> Dieta
    >> Ficha de seguridad de medicamento
    >> Hoja de vigilancia de enfermedades
  >> Guía clínica
    >> Historia clínica
        >>> Consentimiento informado
        >>> Electrocardiograma

>>> Estudio post mortem
>>> Evolución de enfermería
>>> Hoja clinicoadministrativa de hospitalización
>>> Hoja clinicoaministrativa de consulta externa
>>> Hoja de aministración de medicamentos
>>> Hoja de anamnesis y exploración
>>> Hoja de anestesia
>>> Hoja de autorización de ensayo clínico
>>> Hoja de autorización de autopsia
>>> Hoja de evolución
>>> Hoja de examen radiológico
>>> Hoja de infección hospitalaria
>>> Hoja de informe citológico
>>> Hoja de informe de alta
>>> Hoja de informe quirúrgico
>>> Hoja de interconsulta
>>> Hoja de informe anatomopatológico
>>> Hoja de observaciones y curas
>>> Hoja de órdenes médicas
>>> Hoja de urgencias
>>> Hoja de circulante
>>> Hoja de codificación
>>> Hoja de constantes
>>> Hoja de control de exámenes complementarios
>>> Hoja de demanda quirúrgica programada
>>> Hoja de determinaciones analíticas
>>> Hoja de donación de órganos
>>> Hoja de lista de problemas
>>> Hoja de petición de alta voluntaria
>>> Hoja de postanestesia
>>> Hoja de preanestesia
>>> Hoja de seguimiento intensivo
>>> Hoja de solicitud de estudio anatomopatológico
>>> Hoja de solicitud de estudio citológico
>>> Hoja de solicitud de ingreso

>>> Hoja de tratamiento convencional
>>> Hoja de transfusión
>>> Hoja de trabajo social
>>> Hoja de valoración de enfermería
>>> Fórmula lucocitaria
>>> Gráfica anestésica
>>> Hemograma
>>> Informe clínico
>>> Informe de exploraciones especiales
>>> Informe preoperatorio
>>> Parte de asistencia por lesiones
>> Informe forense
>> Manual de instrucciones
>> Manual médico
>> Parte
>>> Informe de consulta y hospitalización
>>> Parte de alta
>>> Parte de baja
>>> Parte de confirmación
>> Programa informático de diagnóstico
>> Prospecto de medicamento
>> Protocolo
>> Cuestionario sanitario
>> Reconocimiento médico periódico
>> Reconocimiento neonatal
>> Vademécum

> Divulgativos
>> Artículo de opinión
>> Artículo temático
>> Atlas visual
>> Características de producto para pacientes
>> Carta
>> Comunicado de prensa
>> Conferencia

>> Cuento médico infantil
>> Enciclopedia divulgativa
>> Folleto informativo
>> Guía divulgativa
>> Informe anual
>> Libro divulgativo
>> Noticia
>> Parte epidemiológico
>> Preguntas más frecuentes (FAQ)
>> Resumen para pacientes
>> **Información para pacientes**

> Metagéneros
>> Base de datos médica
>> Diccionario médico
>> Manual de estilo
>> Normas para autores
>> Tesauro

> Pedagógicos
>> Altas anatómico
>> Libro de texto
>> Tratado
>> Tutorial

> Publicitarios
>> Anuncio para pacientes
>> Anuncio para profesionales
>> Artículo publicitario
>> Catálogo de productos sanitarios
>> Folleto publicitario
>> Publirreportaje

> Investigación
>> Artículo de revisión

>> Artículo en acta de congreso
>> Artículo especial
>> Artículo original
>> Carta al director
>> Carta científica
>> Caso clínico
>> Conferencia clínica
>> Documento de consenso
>> Editorial científico
>> Expediente de registro farmacéutico
>> Informe
>> Informe farmacológico
>> Nota clínica
>> Noticia
>> Original breve
>> Patente de temática médica
>> Cuaderno de recogida de datos
>> Reseña bibliográfica
>> Tesis doctoral
>> Trabajo de investigación

Anexo 3. Transcripción *Focus Group*

Viernes 22 de junio de 2007

Transcripción de la reunión de 30 minutos con tres médicos de familia del Centro de Salud de atención primaria de Burriana (Castellón) sobre el género "Información para pacientes".

A. Médico de familia. Responsable de docencia del centro
B. Médico de familia. Coordinador de un proyecto de mediación intercultural (que incluye la traducción de los folletos informativos)
C. Médico de familia. Coordinador del Centro de Salud.
E. Entrevistadora.

Grabación: 20 minutos

La entrevistadora reparte un ejemplar del género a cada uno de los participantes en el focus group y, estableciendo similitudes con el posible reconocimiento de otros géneros (p.e. una receta de cocina, un artículo de opinión), pero sin nombrar dicho concepto, les pide que observen el texto que les acaba de repartir y pregunta:

1. *¿Qué nombre daríais al texto que tenéis delante?*

B. ¿El formato?
A. ¿El nombre del documento?
   Yo lo llamaría "folleto informativo".
B. Yo lo llamaría "educación para la salud".
C. Yo, estaría en la misma línea que A, quizás, lo llamaría "Folleto informativo" o, pues, "Folleto divulgativo".

2. *¿Cómo definiríais este género? ¿Para qué diríais que sirve este género?*

B. Yo diría lo mismo, educación para la salud.
Silencio

E. Pero *¿a qué tipo de público pensáis que va dirigido, en qué situaciones se utiliza?*

C. Yo diría que, más que educación para la salud, yo creo que es meramente informativo.
A. Generalmente, este tipo de documentos y otros como éste aportan información sobre aspectos de salud, pero generalmente para personas que están algo en contacto con el tema. Porque para la gente que no tiene nociones básicas de salud muchas de estas cosas no son comprensibles.
E. O sea que tú consideras que este tipo de información media entre el paciente y el médico, es decir, que el enfermo no podría interpretar esta información sin la ayuda del especialista.
A. No, no, no. Vamos a ver: la información para el médico puede ser válida, pero lo único que te quiero decir es que si no dominas, si no estás más o menos familiarizado con la cuestión, tampoco te aporta mucho más que una noticia. Yo lo pondría como: apoyo informativo en soporte papel para personas con determinados problemas. Tú estás en consulta y tienes una persona en consulta que ha tenido un problema, un diabético o tal, y le das un soporte escrito para que él pueda moverse en esta línea…
B. Que pueda leer lo que ha oído… Una ampliación de lo que tú le puedas decir en la consulta.

El género que he seleccionado (ahora que ya hemos hablado de cómo le llamaríais) es un género bastante extendido en EEUU. (allí suele denominarse *Fact Sheet for Patients*), parece que no se ha generalizado todavía como género en Internet (esto, de hecho, son como véis páginas web). En EEUU son páginas web de Institutos nacionales de salud; sabéis que también la OMS tiene página web, etc. Por tanto es un género que está muy institucionalizado. En España, sin embargo, lo está menos, y de hecho ahora empieza a estudiarse por parte de algunos médicos, como vosotros, con metodología cuantitativa, pero también con técnicas cualitativas (como la que estamos utilizando hoy, por ejemplo), la calidad de la información que las escasa páginas web existentes aportan.

Los ejemplos que yo he extraído son fundamentalmente de dos páginas web en español: una es *Saludalia* y la otra *Fisterra*, que supongo que conocéis.

3. *En España, y por vuestro conocimiento del ámbito socioprofesional, ¿pensáis que es habitual que la gente acuda a este tipo de información, o es más habitual, por ejemplo, otro formato: folletos, dípticos, etc.?*

B. Acude a esta información el que tiene determinados problemas. Por ejemplo, hay gente que tiene determinados problemas sexuales, habrá pues un 20 o un 30% que ha accedido a Internet o algo y viene a la consulta y te dice "oye, que yo me he metido aquí, he accedido a Internet y he visto este tipo de cosas". Es decir, no generalizado sino más bien de gente de un nivel cultural medio-alto, que sí que han consultado con Internet y te han aportado temas de discusión.

A. Pero cuando decimos si la gente consulta… porque esto de las consultas ¿lo planteamos desde el punto de vista profesional o desde el punto de vista del usuario?

E. Del usuario, de usuario, del paciente.

A. Pues yo creo que se consulta, pero un gran porcentaje no, no es una cuestión muy extendida. Quizás por lo que dice B, porque es una cuestión más reservada a lo mejor a…

B. A problemas específicos.

A. Sí, y a gente que tiene determinadas capacidades, quizás. Mucha gente maneja Internet pero a lo mejor mucha gente no lo usa en páginas de salud.

C. Y además, a nivel de usuarios nuestros, que suelen ser pacientes de mediana edad para arriba, el tema de Internet todavía no está tan extendido como para que lleguen a esto o para que incluso sepan que existe.

A. Desde otra óptica tampoco existen los suficientes accesos: ahora hay un *Fisterra* para pacientes y un *Fisterra* profesional –antes no lo había pero ahora sí que hay–; y luego hay otras como *Saludalia* u otras, que también tienen cosas, pero generalmente tampoco son muy…

B. Por ejemplo la OMS tiene páginas para usuarios…

C. Pero bueno ya estamos hablando de irse a lo mejor a algo que quizá no se explica, a lo que el usuario no sabe cómo acceder.

B. Sí, pero cualquier usuario puede acceder al Google y poner *Información* y ya está…

E. Pero vosotros pensáis, entonces, que es un problema de educación, es decir, un problema de cultura. En *EEUU* la gente que accede a esas páginas puede tener básicamente la misma edad que aquí. Y supongo que también podríamos decir que tienen la misma "educación en informática", para entendernos, que la gente de aquí; y, sin embargo, allí es habitual que la gente consulte estas páginas.

A. Porque básicamente yo creo que es cultural.

C. Sí, yo creo que sí.

4. *Y, brevemente, porque no lo tenía previsto, pero me interesa esto que acabáis de decir; por ejemplo, B decía que la* OMS *tiene páginas increíbles, con mucha información. Pero pensáis que las páginas de la* OMS *están escritas originariamente en inglés y traducidas…*

B. Bueno, depende de cómo entres, porque tú pones el idioma español y te sale…

E. Sí, pero hablo del español de las páginas de la OMS porque supongo que habéis utilizado estas páginas. *¿Vosotros pensáis que estos textos están escritos en español originariamente?*

C. No...
B. No, es *spanglish*, es traducción informática, lo que tienen...

Y ya estamos terminando...

5. *En España, me comentaba B el otro día, que tenéis folletos en diferentes lenguas en función de cómo va cambiando la población, en función de los inmigrantes...*

B. En español, no lo tenemos...Hay alguna gente que lo tiene. Deberíamos tenerlo, que es diferente...
E. Entonces, en el caso que os muestro, ¿pensáis que la información médica podría llegarle a toda esta gente, a esta población de inmigrantes?
B. Si no está traducida, no.

6. *Porque, por vuestra experiencia, estos textos de información para pacientes en Internet ¿en qué lenguas se pueden leer?*

C. Se deberían poder leer en todas las lenguas.
E. Sí, pero, en realidad ¿en qué lenguas están disponibles?
B. En inglés, y lo otro es traducción *spanglish*.

7. *Está claro, por tanto, que en vuestra opinión en Internet la información está mayoritariamente en inglés o en español (o splanglish) pero ¿en vuestros folletos, p. e. en este Centro de salud, en cuántas lenguas tenéis la información?*

B. Rumano, árabe, inglés y francés.
E. Y francés... Pues está muy bien...
B. Sí, pero es que esto es aparte. Tú no puedes tipificar ni puedes generalizarlo.
A. Esto de aquí es un proyecto, más que...
C. Esto es porque B está aquí *tirando de ese carro* ya desde hace varios años y entonces digamos que, si aquí algunos nos acogemos a

eso, es por su influencia directa porque, por ejemplo, nosotros a las 8'30 tenemos sesión clínica y nos repartimos 4 ó 5 temáticas diferentes, y una de ellas es el papel de la inmigración. Desde luego, hay que decir que esto nos aclara muchísimo, nos pone al día en muchas cosas, pero que no representa la norma de lo que ocurre normalmente.

B. Yo empecé con esto de traducir materiales en el 99, en el 2003 se presentó a la Administración y me lo tradujeron el año pasado P y D a través de la universidad de Alcalá de Henares…Tu imagínate… el proceso que ha seguido una simple traducción de folletos informativos.

8. *Y penúltimo, por vuestra experiencia en la utilización de este tipo de páginas ¿pensáis que es bueno que existan? He oído a algún profesional de la medicina quejarse de la existencia de esta información en Internet accesible a la gente porque, en función de lo que me decíais antes, de que no todo el mundo tiene la misma capacidad para interpretar los datos, puede darse el caso de que la gente malinterprete la información: piense que tiene lo que no tiene y le dé problemas al médico porque…*

B. Es lo que pasa con el acceso a sistemas informáticos en Internet. Incluso desde la misma clase género médico, a qué información accedes en Internet: tú puedes acceder a páginas o guías homologadas o basadas en evidencias y puedes también acceder a cosas que no tienen ninguna evidencia; y el discernir cuál es la cosa…, tienes que estar muy bien informado para saber cuál es la que toca. En este caso, si las páginas, depende de qué páginas, están acreditadas y basadas en la evidencia, las que tienen garantía de calidad, son las que valen, las otras no…

9. *Sí, pero yo voy más allá. Una vez estamos hablando de páginas acreditadas, que tienen garantía de calidad ¿cómo interpreta el paciente esa información?*

A. Es lo que decía B cuando había calificado como "educación para la salud" esto; quería decir que eso sería lo que yo buscaría que tuviesen estas páginas pero realmente no tienen. Esto es como los programas de divulgación que hay en televisión sobre cuestiones de salud, que generan muchas veces inquietudes más que resuelven dudas o problemas. La gente tiene que tener acceso a la información, la información no se puede limitar, esto no es privativo nuestro. Simplemente, se tendría que hacer que estas páginas tendieran más a cuestiones educativas y no tanto a los aspectos técnicos. Lo que le da grandilocuencia a la medicina son las cuestiones técnicas. Sólo aspectos educativos, más que el impacto de datos y cuestiones que, para eso, están los profesionales.

B. Es decir, de alguna manera deberían ser un soporte escrito de ayuda a la labor que está haciendo el profesional. O sea, que no sea unilateral del usuario que lo utilice. Un sistema de ayuda y sin grandes aspectos técnicos… Es lo que pasó ayer, no sé quién lo comentaba, "Oye, que a ver si viene tu adjunta y me da la insulina inhalada", porque lo ha visto en los medios, en la tele: "insulina inhalada"; se crean una serie de expectativas por el acceso a la información.

Es decir, cosas generales, muy bien estructuradas, de educación para la salud, que no lleven a confusión ni a un nivel de incertidumbre…Y después la otra parte, que yo veo muy interesante: que tenga un papel de apoyo. Si el médico no tiene suficiente tiempo para dar toda la información, aparte de la consulta, le da al paciente en soporte escrito las cosas que puede hacer.

A. En ese aspecto las cuestiones educacionales son mucho más generales a nivel comunitario (nosotros por nuestra especialidad tenemos la desviación hacia ahí). Son mucho más rentables. En pediatría, por ejemplo, páginas como *Dormir bien* son refuerzos porque a lo mejor el médico o la enfermera en la consulta no tienen suficiente tiempo o no pueden explicar algo 53 veces: pues ahí está la página. Pero determinadas cuestiones son muy difíciles. Cuando nos vamos, como decía, al detalle, cuando nos perdemos en el detalle –que algunas páginas se pierden en el detalle, como algunos programas de televisión– es cuando no aportamos demasiado.

B. El error grave de muchos profesionales es pensar que esto sustituye a nada, sustituye a la información dada, a un contacto, a un vis-à-vis, que es lo que ocurre al final en muchas ocasiones. De todas maneras, nosotros tenemos en [Asociación X] un grupo de 20 páginas que el grupo de la Sociedad Valenciana de Medicina de familia aprobó. Yo estuve en el Comité Editorial y lo repasamos bien y se repartió la propuesta para hacer grupos de trabajo diferente y se prepararon hojas sobre sobre la gripe, sobre cómo dormir, etc. Y lo que se buscaba era una cosa muy sencilla y que diera una información mínima que pudiéramos dar nosotros pero que no sustituyera en ningún caso a la información hablada, sino que la apoyase. El paciente leerá la hoja y "oirá" lo mismo que yo le estoy diciendo; pero esta información que me has dado, por ejemplo, sobre la amniocentesis, yo estoy convencido de que se le da a la mujer para sustituir a la información hablada, y esto creo que es un error.

E. O sea, que en vuestra opinión no deberían estar tan elaboradas por lo que respecta a la información técnica, con términos específicos, etc. sino más bien incluir información general que cualquier paciente pudiese entender, aunque no tuviese conocimientos médicos básicos.

C. Exacto.

B. Esto por ejemplo sería conocimiento muy específico para quien quisiera profundizar más.

E. Sí, pero hay diferentes tipos de páginas, también.

B. Sí pero tú también tienes que mirar cuando diseñas una página o das cualquier tipo de información el objetivo que pretendes con esto…

E. Exacto.

B. Según el objetivo que pretendes, lo diseñarás de una manera o de otra; y los estudios, basados en evidencia, que también hay en los centros de salud, de los resultados que has conseguido dando información oral o escrita, te permiten diseñar la información de un modo u otro.

www.ingramcontent.com/pod-product-compliance
Ingram Content Group UK Ltd.
Pitfield, Milton Keynes, MK11 3LW, UK
UKHW021300180426
11947UKWH00015B/933